Organisation und Recht des Rettungswesens

Band 6

Herausgegeben von Prof. Dr. Gerhard Nadler

Der Wasserrettungsdienst an deutschen Küsten im internationalen Vergleich

Timo Schulz

Diplomica Verlag

Schulz, Timo: Der Wasserrettungsdienst an deutschen Küsten im internationalen Vergleich.
Organisation und Recht des Rettungswesens. Band 6, Hamburg, Diplomica Verlag 2020

Buch-ISBN: 978-3-96146-749-5
PDF-eBook-ISBN: 978-3-96146-249-0
Druck/Herstellung: Diplomica Verlag, Hamburg, 2020

Bibliografische Information der Deutschen Nationalbibliothek:
Die Deutsche Nationalbibliothek verzeichnet diese Publikation in der Deutschen
Nationalbibliografie; detaillierte bibliografische Daten sind im Internet über
http://dnb.d-nb.de abrufbar.

© Diplomica Verlag, Imprint der Bedey Media GmbH
Hermannstal 119k, 22119 Hamburg
http://www.diplomica-verlag.de, Hamburg 2020
Printed in Germany

Über diesen Band

Der Wasserrettungsdienst an deutschen Küsten – eine anspruchsvolle Aufgabe für das eingesetzte Personal! Es ist nicht nur eine qualitativ hochwertige Ausbildung, sondern auch Einsatzerfahrung und gute körperliche Fitness erforderlich. In dieser Arbeit wird kritisch hinterfragt, ob das überwiegend ehrenamtliche Personal, welches seitens der Hilfsorganisationen hierfür eingesetzt wird, diesen Anforderungen gerecht wird. Um dies zu überprüfen, entwickelt der Autor ein Bewertungsschema, welches einen Vergleich von Wasserrettungspersonal ermöglicht. Hierbei werden für die Kategorien Ausbildung, Routine und körperliche Fitness Punktwerte vergeben. Konkret werden die entsprechenden Qualifikationen aus Australien, Großbritannien und den USA mit dem deutschen Rettungsschwimmabzeichen in Silber und den dazugehörigen Durchführungsbestimmungen für den zentralen Wasserrettungsdienst an der Küste gegenübergestellt.

Über den Herausgeber

Herausgeber der Reihe ist Prof. Dr. Gerhard Nadler. Er hat an der DHGS - Deutsche Hochschule für Gesundheit & Sport, Berlin, seit Sommersemester 2012 die Professur für „Organisation und Recht des Rettungswesens" inne.

In dieser Reihe werden wissenschaftliche Aufsätze, wissenschaftliche Studien, Abschlussarbeiten von Studierenden und Referate, gehalten auf Symposien, die im engeren oder weiteren Sinne im Kontext mit der Organisation bzw. dem Recht des Rettungswesens stehen, publiziert.

Über den Autor

Timo Schulz, B.Sc., studierte von 2013 bis 2018 an der Deutschen Hochschule für Gesundheit & Sport, Berlin, am Campus in Unna im Studiengang „Sanitäts- und Rettungsmedizin". Timo Schulz ist gegenwärtig Rettungsassistent. Er war ehrenamtlich über mehrere Jahre in einer Wasserrettungsorganisation aktiv und hat dort u.a. die „Fachausbildung Wasserrettungsdienst" absolviert.

Beim vorliegenden Werk handelt es sich um die geringfügig überarbeitete Bachelorarbeit des Verfassers, die im Sommersemester 2018 an der Deutschen Hochschule für Gesundheit & Sport vorgelegt wurde. Erstbetreuer war Prof. Dr. Gerhard Nadler, Zweitbetreuer war Mario Kesseler, M.Eng., Lehrbeauftragter an der Fakultät Gesundheit.

Kontaktadresse des Herausgebers:

Email: Prof.Gerhard.Nadler@gmx.net

Briefpost: Postfach 1332, D-82003 Unterhaching

Inhaltsverzeichnis

Abkürzungsverzeichnis

AED	Automatischer externer Defibrillator
ALS	Australian Lifeguard Service
APOLA	Australian Professional Ocean Lifeguard Association
ARRT	Aquatic Rescue Response Team
CPR	Cardiopulmonary Resusciation
DGzRS	Deutsche Gesellschaft zur Rettung Schiffbrüchiger
DLRG	Deutsche Lebens-Rettungs-Gesellschaft e.V.
DRK	Deutsches Rotes Kreuz
DRSA	Deutsches Rettungsschwimmabzeichen
EH	Erste Hilfe
FA WRD	Fachausbildung Wasserrettungsdienst
HLW	Herz-Lungen-Wiederbelebung
ILSE	International Lifesaveing Federation of Europe
ILSF	International Lifesaveing Federation
NPLQ	National Pool Lifeguard Qualification
NVBLQ	National Vocational Beach Lifeguard Qualification
NWSF	National Water Safety Forum
OWL	Open Water Lifeguard
POL	Professional Ocean Lifeguard
RLSS UK	Royal Life Saving Society United Kingdom
RLSS-A	Royal Life Saving Society - Australia
RNLI	Royal National Lifeboat Institution
SAR	Search and Rescue

SLSA	Surf Life Saving Australia
SLS GB	Surf Life Saving Great Britain
SLSA Wales	Surf Life Saving Association Wales
USLA	United States Lifesaving Association
WaWa	Wasserwacht (des Deutschen Roten Kreuzes)
WF	Wachführer
WRD	Wasserrettungsdienst
ZWRD-K	zentraler Wasserrettungsdienst - Küste

1. Einleitung

1.1. Die Problematik

Der Wasserrettungsdienst an Nord- und Ostsee ist eine anspruchsvolle Aufgabe. Für die professionelle Durchführung des Dienstes ist nicht nur eine den Anforderungen entsprechende Ausbildung, sondern auch Einsatzerfahrung und Routine sowie eine gute körperliche Fitness erforderlich. In Deutschland kommt ganz überwiegend ehrenamtliches Personal der DLRG und der DRK Wasserwacht zum Einsatz. Von verschiedenen Seiten wird bezweifelt, dass das ehrenamtliche Personal den Anforderungen umfassend gerecht werden kann.

1.2. Ziel dieser Arbeit

Gegenstand dieser Arbeit ist die kritische Betrachtung des deutschen Wasserrettungsdienstes an der Küste und ein Vergleich mit den Systemen in Australien, Großbritannien und den USA. Es soll die Professionalität des Einsatzpersonals in den vier Ländern ermittelt und gegenübergestellt werden. Zur Professionalität gehören aus Sicht des Autors unter anderem das Einhalten von Standards sowie die Sicherheit des Auftretens. Von zentraler Relevanz sind eine den Anforderungen entsprechende Ausbildung, eine ausreichende Routine und die notwendige körperliche Fitness. Diese Aspekte werden in dieser Arbeit in den Fokus genommen, um auf Grundlage der Ergebnisse die Wasserrettungssysteme der vier Länder vergleichen zu können.

1.3. Hypothese

Die Forschungshypothese, die überprüft werden soll, lautet:

„Das Einsatzpersonal im Wasserrettungsdienst an der Küste von Nord- und Ostsee weist eine geringere Professionalität auf, als das entsprechende Einsatzpersonal in Australien, in Großbritannien und in den USA."

1.4. Die Ermittlung der Professionalität

Die Ermittlung der Professionalität des Einsatzpersonals erfolgt durch ein vom Autor dafür entwickeltes Bewertungsschema. Bewertet wird zum einen die im jeweiligen Land erforderliche Mindestqualifikation für den eigenverantwortlichen Wasserrettungsdienst an der Küste. Berücksichtigt werden Aspekte der Theorie- und der Praxisausbildung sowie Voraussetzungen und die Dauer der gesamten Ausbildung. Des Weiteren erfolgt eine Einschätzung der Routine des Personals. Dies geschieht unter anderem durch Betrachtung der Beschäftigungsverhältnisse und Beschäftigungszeiträume sowie durch Betrachtung der Regelmäßigkeit von Fortbildungen und praktischen Rettungsübungen. Zuletzt wird die körperliche Fitness bewertet. Hier relevant sind die schwimmerischen sowie die sonstigen körperlichen Anforderungen und die Regelmäßigkeit von Fitnessübungen. Je nach dem, in welchem Maße die einzelnen Kategorien erfüllt sind, werden entsprechende Punktwerte vergeben. Diese werden aufsummiert, um eine Kategorie- oder Gesamtbewertung vornehmen zu können.

Das Schema ist auf den Vergleich von insgesamt vier Systemen ausgelegt und kann in dieser Form nicht erweitert werden. Dies liegt daran, dass die Bewertung der körperlichen Fitness über ein Rangfolgesystem vorgenommen wird. Würde man eine beliebige Anzahl von Systemen dem Vergleich hinzufügen, so würde dies das Verhältnis der möglichen Punkte zwischen den Kategorien erheblich beeinflussen und in ein Ungleichgewicht bringen.

1.5. Einschränkungen

Die Arbeit beschränkt sich im Bewertungsschema auf den Vergleich des Einsatzpersonals, da eine Berücksichtigung von Organisationsstruktur, Führung, Statistiken und QM-Aspekten für den Umfang einer Bachelorarbeit zu weit führen würde. Möchte man eine Gesamtbewertung für ein Wasserrettungssystem erstellen, so sind dies jedoch alles relevante Faktoren.

2. Beschreibung der Wasserrettungssysteme

2.1. Beschreibung Deutschland

2.1.1. Geographische Daten und Besonderheiten

Die Bundesrepublik Deutschland verfügt insgesamt über eine Gesamtküstenlänge von 2389 km (vgl. CIA 2018). Hierzu zählen zusätzlich zu der Nord- und Ostsee-küste auch die deutschen Inseln. Auf diese Länge verteilen sich eine Vielzahl bewachter Badestrände. Laut Jahresstatistik der DLRG ertranken 2017 insgesamt 28 Menschen an deutschen Küsten. Hiervon sechs in der Nordsee und 22 in der Ostsee. Ein Großteil der Unglücke passierte beim Segeln oder Angeln. Insgesamt ertranken in Deutschland im Jahr 2017 404 Menschen, davon 329 in Binnenge-wässern, wie Flüssen, Seen oder Kanälen. Das Hauptproblem stelle die Tatsache dar, dass diese Gewässer in den seltensten Fällen bewacht sein. (vgl. DLRG 2018a).

Die Gefahren, welche geographisch oder meteorologisch bedingt an den deut-schen Küsten herrschen sind meist gut vorhersehbar. Hierbei handelt es sich unter anderem um die Gezeiten, welche mit etwa zwei bis vier Metern Tidenhub an der Nordsee international gesehen etwa im mittleren Bereich liegen (vgl. Nautisches.com 2018). Durch die Gezeitenpläne ist die Gefahr aber gut kalkulier-bar. Bei Ebbe beispielsweise werden Strände nicht zum Baden freigegeben, um zu verhindern, dass Schwimmer in sogenannten Prielen mitgezogen werden. Hierbei handelt es sich um natürlich entstehende Zu- und Ablaufrinnen, durch welche die Strömungen der Gezeiten hauptsächlich fließen (vgl. Künneth/ Vorder-auer/ Fischer 2017, S.73). Auch kann es bei einsetzender Flut passieren, dass Wattwanderer von den Prielen eingeschlossen werden und somit ein sicherer Rückweg an das Ufer nicht möglich ist. Daher sollten solche Wanderungen nur in Begleitung von erfahrenem und ortskundigem Fachpersonal durchgeführt werden. Aus dem Jahresbericht 2017 der DLRG lässt sich vermuten, dass an der Ostsee ein erhöhtes Risiko durch die vermehrte Ausübung von Wassersportarten, wie Segeln oder Angeln besteht (vgl. DLRG, 2018a). Wassersportarten stellen im Gegensatz zu Gezeiten eine weniger kalkulierbare Gefahr dar, da sie mit dem akuten Handeln einzelner Menschen zusammenhängen.

2.1.2. Behörden und Organisationen

Die größte deutsche Wasserrettungsorganisation ist die Deutsche Lebens-Rettungs-Gesellschaft e.V.. Sie ist eine bereits seit 1913 existierende, rein ehrenamtlich strukturierte Hilfsorganisation (vgl. DLRG 2018b). Ein Großteil der öffentlichen Badestrände in Deutschland werden durch die DLRG bewacht. An einigen Stränden der Nord- und Ostsee ist zudem die Wasserwacht des DRK mit der Durchführung des öffentlichen Wasserrettungsdienstes beauftragt. Das Einsatzpersonal des DRK ist hierbei zwar auch ehrenamtlich, allerdings sind übergeordnete Führungsstrukturen der Organisation hauptamtlich Angestellte (vgl. DRK WaWa o.J.).

Die Grundlage zur Durchführung des Wasserrettungsdienstes an der Küste ist ein öffentlicher Auftrag, der zwischen den Organisationen und Kommunen geschlossen wird. Die Kommunen sind primär für die Sicherheit der Bevölkerung an den Stränden zuständig. Eine höhere Verantwortungsebene ist hierzu nicht existent. Der Rettungsdienst ist beispielsweise auf Landesebene geregelt. Eine Erwähnung des Wasserrettungsdienstes ist in den Rettungsdienstgesetzen der Küstenländer Niedersachsen, Schleswig-Holstein und Mecklenburg-Vorpommern nicht zu finden. In Bayern hingegen ist die Wasserrettung fest im Rettungsdienstgesetz verankert. Dort wird sie primär an die DRK WaWa und die DLRG vergeben. Genaue Übereinkünfte sind aber auch hier mittels öffentlich-rechtlichem Vertrag mit den zuständigen Betreibern der Gewässer zu regeln (vgl. BayRDG, Art. 18, Fassung vom 22.07.2008).

Wie in vielen anderen Bereichen, gibt es auch für den deutschen Wasserrettungsdienst ein System, welches Qualität sichern und Standards festlegen soll. Dies geschieht allerdings auf internationaler Ebene durch die ILSE. Hierbei handelt es sich um einen Zusammenschluss von Mitgliedern nationaler Wasserrettungsorganisationen aus über 85 Ländern (vgl. Künneth/ Vorderauer/ Fischer 2017, S.32). Diese Organisation führt Zertifizierungen für bewachte Standabschnitte durch, welche sich dann entsprechend als „Bewachter Strand – Lifeguarded Beach" betiteln dürfen (vgl. Künneth/ Vorderauer/ Fischer 2017, S.117). Das Zertifizierungsverfahren ist Teil des des „Risk Assessments" der ILSE. Bei diesem Verfahren führen „Risk Assessoren" Gefährdungsanalysen durch und stellen genaue Anforderungen an Personal und Material hinsichtlich Quantität und Qualität. Sind die Kriterien erfüllt, erfolgt die Zertifizierung (vgl. Künneth/ Vorderauer/ Fischer 2017, S.117 f.).

Zur Risikoerkennung und -einschätzung, sowie zu empfohlenen Präventionsmaß-
nahmen hat die ILSE eine Leitlinie veröffentlicht. Dieser sind zum einen potenziel-
le Gefährdungen zu entnehmen, welche von der Natur, von Menschen, von
Bauwerken, usw. ausgehen können (vgl. ILSE 2005, S.11 ff.). Für diese konkreten
Fälle werden spezielle Handlungs- und Präventionsmaßnahmen empfohlen (vgl.
ILSE 2005, S.24 ff.). Des weiteren ist der Leitlinie auch ein allgemeines Vorgehen
zur Risikoanalyse und -einschätzung zu entnehmen. Die hierin dargestellte
Tabelle gibt an, ob eine Risiko „trivial", „tolerierbar", „moderat", „substanziell" oder
„intolerabel" ist. Die Einschätzung erfolgt nach zwei Hauptkriterien: Wie wahr-
scheinlich ist der Schadensfall und wie schwerwiegend kann der entstehende
Schaden sein? Je nach Einschätzung werden allgemein formulierte Handlungs-
empfehlungen gegeben (vgl. ILSE 2005, S.10).

2.1.3. Das Einsatzpersonal

Die in Deutschland geltende Mindestqualifikation zur eigenverantwortlichen
Durchführung von Wasserrettungsdienst ist das Deutsche Rettungsschwimmabzeichen in Silber (vgl. DLRG 2018c, S.12). Dessen Erwerb setzt sich aus einem
16-stündigen Erste Hilfe Kurs und dem über mindestens 16 weitere Stunden
dauernden Rettungsschwimmkurs zusammen (vgl. DLRG, 2018d). Des weiteren
muss das 15. Lebensjahr des Anwärters vollendet sein. Sonst sind keine weiteren
Voraussetzungen oder Vorqualifikationen notwendig (vgl. DLRG 2015a, S.25). Um
bei der DLRG am aktiven Wasserrettungsdienst teilnehmen zu können darf die
letzte Ausstellung des DRSA in Silber nicht älter als 2 Jahre sein. Zudem ist ein
Nachweis der Einsatztauglichkeit nach der Prüfungsordnung Wasserrettungsdienst erforderlich. Hier ist zum einen eine Übung bestehend aus 100 Meter
Laufen, 200 Meter Schwimmen und wieder 100 Meter Laufen in unter 8 Minuten,
sowie eine kombinierte Rettungsübung durchzuführen. Das Mindestalter für den
Wachdienst beträgt 16 Jahre und an einzelnen Stränden auch 18 Jahre (DLRG,
2018c, S.12).

Zu den Prüfungen für das DRSA Silber gehören im praktischen unter anderem
400 Meter Schwimmen in maximal 15 Minuten, 300 Meter Schwimmen in Kleidung
in maximal 12 Minuten, 25 Meter Streckentauchen, 50 Meter Transportschwim-
men in maximal 90 Sekunden, sowie 50 Meter Schleppen in Kleidung in maximal
vier Minuten. Hinzu kommt ein Sprung aus drei Meter Höhe, Tieftauchen (drei bis
fünf Meter), die Demonstration einer HLW, sowie eine kombinierte Übung, bei der
mehrere der oben genannten Disziplinen nacheinander und in unmittelbarem

Zusammenhang stehend demonstriert werden müssen. Der theoretische Teil umfasst ein breites Spektrum der Gefahrenlehre, da es in Deutschland keine unterschiedlichen Qualifikationen für den Dienst in verschiedenen Umgebungen gibt (vgl. DLRG 2015a, S.26). So wird das DRSA Silber für die Wasseraufsicht in Schwimmbädern ebenso benötigt, wie für den WRD an der Küste. Weitere Teile greifen Themen der Erste Hilfe auf. Hier vor allem die HLW mit den dazugehörigen biologischen Grundladen. Im Rahmen des erforderlichen Erste-Hilfe Kurses wird zudem der Umgang mit einem AED geschult (vgl. BAGEH 2009, S.4). Bei den weiteren wasserrettungsspezifischen Inhalten geht es vor allem um verschiedene Techniken zur Rettung aus dem Wasser. Hierbei liegt der Fokus klar auf der Rettung ohne Hilfsmittel. In der Theorieausbildung wird jedoch auch der Umgang mit Rettungsgeräten gelehrt. In der Praxis ist dies jedoch nicht von Relevanz (vgl. DLRG 2015a, S.26). Eine Kommunikationsausbildung ist im Rahmen des DRSA Silber Kurses nicht vorgesehen.

Wie bereits in 2.1.1. beschrieben, ist die DLRG rein ehrenamtlich strukturiert. Dies betrifft auch das Einsatzpersonal im WRD. Eine Einstellung von hauptamtlichen Rettungsschwimmern ist hier nicht vorgesehen. Das bedeutet, dass der einzelne Rettungsschwimmer oft nur wenige Wochen im Jahr diese Tätigkeit ausübt. Üblich sind mindestens zwei Wochen in der Hauptsaison (vgl. DLRG, 2018e) und mindestens eine Woche in der Vor- und Nachsaison (vgl. DLRG, 2018f). Die Ausschreibungen der Hilfsorganisationen richten sich hierbei vor allem an junge Leute, die aufgerufen werden, sich in ihrer Freizeit für die Sicherheit Anderer einzusetzen.

Die ILSF hat im Rahmen der Standardisierung von internationalen Qualifikationen im Bereich der Wasserrettung einheitliche Qualifikationsbezeichnungen eingeführt. Das DRSA in Silber entspricht dem Standard des „International Lifesaver" (vgl. ILSF 2011). Weiterführend gibt es das DRSA in Gold, welches deutlich höhere Anforderungen stellt, als das DRSA in Silber. Dies in Kombination mit der FA WRD, nachgewiesener „Tätigkeit im zentralen WRD Küste" und der Teilname an einem weiteren „Seminar mit entsprechenden Inhalten" gilt als äquivalent zu der Qualifikation als „International Beach/Surf Lifeguard" (vgl. ILSF 2011).

Jedoch gibt es für den WRD noch weitere Ausbildungen und Qualifikationen, welche seitens der Hilfsorganisationen angeboten werden und zum Teil auch für die Durchführung notwendig sind. Dies wäre zum einen die Qualifikation zum Wasserretter, oder auch Fachausbildung Wasserrettungsdienst genannt. Um die Prüfung zum Wasserretter antreten zu können sind zusätzlich zum DRSA in Silber und der sogenannten „Basisausbildung Einsatzdienste" mehrere Aufbaumodule erforderlich. Hierzu gehören folgende: „Umgang mit Rettungsgeräten und Überwachung von Wasserflächen", „Schwimmen in fließenden Gewässern" und „Einsatz in Küstengewässern". Zusätzlich erforderlich ist der Sanitätslehrgang A. Die eigentliche FA WRD Prüfung besteht aus vier praktischen und einer theoretischen Prüfung. Der Praxisteil besteht hierbei aus einer kombinierten Übung im Freigewässer, einer realistischen Einsatzübung, einer Fitnessprüfung und einer Prüfung zur Knotenkunde (vgl. DLRG 2018c, S.13 ff.). Die erfolgreiche Absolvierung dieses Lehrgangs stellt die Grundvoraussetzung für alle weiterführenden Qualifikationen in der DLRG dar.

Hierauf aufbauend können Mitarbeiter z.B. Bootsführer, Einsatztaucher oder Wachführer werden. Letzteres ist eine der notwendigen Qualifikationen, um eigenständig WRD durchführen zu können. Der WF leitet den Dienst an einem Stand oder einem Abschnitt. Er trifft viele Entscheidungen und übernimmt z.B. die Führung und Koordination des Einsatzpersonals und -Materials, sowohl im normalen Dienstgeschehen, als auch im Einsatzfall (vgl. Künneth/ Vorderauer/ Fischer 2017, S.364 f.).

2.2. Beschreibung USA

2.2.1. Geographische Daten und Besonderheiten

Die vereinigten Staaten von Amerika haben mit insgesamt 19.924km eine der längsten Küsten der Welt (vgl. CIA 2018). Dabei liegen die USA zwischen dem atlantischen und dem pazifischen Ozean. Die Tidenhübe bewegen sich im Bereich von etwa 40cm im Golf von Mexiko bis etwa 2,20m im Bereich der nördlichen Atlantikküste (vgl. Minesto o.J.).

Laut Statistik der USLA für das Jahr 2017 sind sogenannte „Rip Currents" die führende Ursache, warum Schwimmer aus dem Meer gerettet werden müssen oder gar ertrinken (vgl. USLA o.J.a). Bei den Rip Currents handelt es sich um Strömungen, bei denen das Wasser vom Strand wieder in Richtung offenes Meer fließt. Diese können unerfahrene Schwimmer leicht mit sich ziehen. Das Erkennen dieser Strömungen, sowie das Verhalten, wenn man hinein gerät wird auf den Internetseiten der großen Wasserrettungsorganisationen anschaulich beschrieben (vgl. USLA, o.J.b). Dennoch geraten immer wieder Menschen in Panik oder versuchen der Strömung entgegen zu schwimmen. Hierbei treten dann schnell

Erschöpfungszustände auf, welche das schnelle Eingreifen von Lifeguards erforderlich macht. Laut USLA wurden über 35.000 Rettungen aus Rip Currents von Lifeguards durchgeführt. Aber auch die Brandung an sich stellt mit über 5.000 Rettungen für das Jahr 2017 eine präsente Gefahr dar (USLA. o.J.a).

2.2.2. Behörden und Organisationen

In den USA ist es üblich, dass Kommunen ihre Rettungsschwimmer selbst einstellen, anstatt den WRD über eine Vertragsregelung an eine Organisation abzutreten. Die Lifeguards werden hier entweder als Ganzjahres- oder Teilzeit-, bzw. Saisonkräfte eingestellt. Hierauf sind vor allem auch die Zertifizierungsguidelines der USLA ausgelegt (vgl. USLA 1997, überarbeitet 2017, S.1). Die Grundlage hierzu stellen die Vereinbarungen einer Konferenz 1980 in Galveston, Texas dar. An dieser Konferenz nahmen Vertreter diverser Organisationen und Behörden teil, welche mit dem Wasserrettungsdienst in Kontakt stehen. Die Leitung dieser Konferenz oblag der Universität von Galveston, genauer gesagt deren „Sea Grant College Program" (vgl. McCloy/ Dodson, 1981). Im wesentlichen umfasst diese grundlegende Leitlinie die Themengebiete „Personal und Ausbildung", „Management und Ausbildungsüberwachung", sowie „Equipment und Ausstattung". Die erste Leitlinie der USLA über die „Open Water Lifeguard Agency Certification" ist auf den 08.05.1993 datiert. Seit dem überarbeitet die USLA ihre Guidelines stetig, um neue Erkenntnisse in diesem Fachgebiet an das Rettungspersonal und deren Arbeits- und Ausbildungsstellen weiterzugeben. Die aktuelle Version ist am 29.04.2017 erschienen. Bei dem Zertifizierungsprogramm wird jedoch nicht der einzelne Rettungsschwimmer zertifiziert, sondern seine Ausbildungs- und Arbeitsstelle (vgl. USLA 1997, überarbeitet 2017, S.2). Hierbei ist die genaue Ausbildung der Lifeguards nicht vorgeschrieben. Die USLA stellt Mindestanforderungen, welche erfüllt werden müssen. Eine Zertifikatserteilung erfolgt für drei Jahre, anschließend ist eine Rezertifizierung notwendig. Besteht seitens der USLA der Verdacht, dass die Standards nach der Zertifizierung nicht weiter eingehalten werden, kann dieses aberkannt werden. Ändern sich die Guidelines, so bleibt das Zertifikat trotzdem gültig. Die neuen Standards müssen aber zur nächsten Rezertifizierung übernommen worden sein (vgl. USLA 1997, überarbeitet 2017, S.4).

Teilnehmende Dienststellen verpflichten sich zudem, an statistischen Erhebungen der USLA mitzuwirken und ihre Daten entsprechend zu erfassen und zu übermitteln. In der öffentlichen Statistik, welche auf der Homepage der USLA einsehbar ist, sind im Jahr 2017 insgesamt 144 Agencies mit ihren statistischen Daten vermerkt (vgl. USLA, o.J.a). Die Differenzierung der Daten ist ebenfalls sehr umfangreich. Merkmale sind zum Beispiel die Anzahl der Strandbesucher, die Anzahl von Rettungen inklusive diversen Differenzierungen nach der Art der Rettung, die Angabe über die wahrscheinlichste Ursache des Notfalls, sowie Angaben über Erste-Hilfe-Leistungen (vgl. USLA, o.J.a).

2.2.3. Das Einsatzpersonal

Aus der Open Water Lifeguard Agency Certification Leitlinie sind zwei wesentliche Ausbildungsstufen für Lifeguards zu entnehmen. Dies wäre zum einen der „Season OWL" und zum anderen der „Full Time OWL". Wie der Titel vermuten lässt wird hier zwischen Ganzjahreskräften und saisonal bzw. in Teilzeit Beschäftigten unterschieden (vgl. USLA 1997, überarbeitet 2017, S.7 f.). Eine ehrenamtliche Qualifikation ist nicht vorgesehen. An den Season OWL werden hierbei im Bereich der Ausbildung in einigen Punkten geringere Anforderungen gestellt. Somit ist der Season OWL als die erforderliche Mindestqualifikation für den eigenverantwortlichen WRD zu betrachten.

Der saisonale OWL muss mindestens 16 Jahre alt sein und 500 Meter in unter 10 Minuten schwimmen können. Die körperliche Eignung muss ebenfalls in einem Einstellungstest unter nachgewiesen werden. Wie dieser auszusehen hat, ist allerdings nicht genauer definiert. Der eigentliche Kurs muss mindestens über 40 Unterrichtsstunden gehen und nach dem Kurrikulum im Anhang der Guideline 001 aufgebaut sein. Hinzu kommt ein „Mediacal Aid" Kurs, welcher mindestens über 21 Stunden gehen muss. Zusätzlich ist ein CPR-Zertifikat und eine Gerätetauchausbildung auf dem Basislevel notwendig. In dem CPR Kurs wird zum einen die Einhelfer-, Zweihelfer-, sowie die Kinder- und Neugeborenenreanimation gelehrt. Hinzu kommt ein „obstructed airway training", sowie die Schulung im Umgang mit einem AED (vgl. USLA 1997, überarbeitet 2017, S.8). Die theoretische Ausbildung richtet sich des weiteren nach dem allgemeinen Kurrikulum im Anhang der Guideline zur OWL Agency Zertifikation. Da hier eine Spezialisierung auf Freigewässer zu Grunde liegt, beschränkt sich die Gefahrenlehre auf die Bereiche der Küste, sowie auf Binnengewässer, wie Flüsse oder Seen. Ebenfalls behandelt werden Kenntnisse zur Rettung von motorisierten Booten, Segelbooten, Tauchern und diversen Arten von Surfern. Hierbei stellt auch die Versorgung von potenziellen Rückenmarksverletzungen eine Rolle. Gelehrt wird zudem auch die normale Rettung ohne Rettungsgeräte, sowie die Rettung mit einfachen Geräten, als auch die Rettung über ein Rettungsboard. Im Bereich der Kommunikation erfolgt eine

Ausbildung in den Bereichen Funk, non-verbale Signale, sowie der Bedeutung von Flaggen (vgl. USLA 1997, überarbeitet 2017, S.13 ff.).

Ebenfalls der Leitlinie zu entnehmen ist eine generelle Empfehlung, dass einem Lifeguard tägliches Training für körperliche Fitness ermöglicht werden muss (vgl. USLA 1997, überarbeitet 2017, S.10). Zudem muss jeder Lifeguard spezifisch auf sein Einsatzgebiet eingewiesen werden, bevor er dort tätig sein darf. Bei einem Arbeitsplatzwechsel zwischen zwei zertifizierten Agencies ist somit auch eine Nachschulung erforderlich (vgl. USLA 1997, überarbeitet 2017, S.2).

Ein Full Time OWL muss mindestens 1000 Stunden an praktischer Erfahrung als Lifeguard haben und mindestens 18 Jahre alt sein. Als schulische Qualifikation ist ein „high school diploma" erforderlich. Dieses entspricht in etwa dem deutschen Abitur. Die Regelschulzeit beträgt 12 Jahre (vgl. The American Dream US Greencard Service GmbH o.J.). Die „Medical Aid + CPR" Komponente beträgt hier zusammen 40 Stunden und der eigentliche OWL Kurs muss mindestens 48 Stunden umfassen und ebenfalls das Kurrikulum der Guideline 001 beinhalten. Die übrigen Anforderungen sind identisch zu den des Season OWL (vgl. USLA, 1997 überarbeitet 2017, S.8 f.).

Die Guideline 002 für das „Aquatic Rescue Response Team" ist im Gegensatz zu der Guideline 001 weniger auf präventives Handeln ausgelegt. Hier werden Teams geschult, welche nicht permanent an den Küsten Wachdienst leisten, sondern in der Regel durch externe Quellen auf einen Notfall im Wasser aufmerksam gemacht werden und dann entsprechend reagieren (vgl. USLA 1996, überarbeitet 2018, S.2). Dafür, dass der präventive Teile nahezu entfällt sind jedoch die sonstigen Anforderungen an ein ARRT-Member nochmal höher, als an einen Full Time OWL. Als medizinische Qualifikation ist hier mindestens ein Zertifikat erforderlich, welches dem „Emergency Medical Responder" äquivalent ist. Auch das die Gerätetauchausbildung muss auf dem fortgeschrittenen Level abgelegt worden sein. Die übrigen, nicht das Kurrikulum betreffenden Aspekte sind identisch zum Full Time OWL (vgl. USLA 1996, überarbeitet 2018, S.6 f.).

Die im Kapitel 2.1.3. erwähnte Tabelle zu den Äquivalenzqualifikationen unterschiedlicher Nationen beinhaltet keine Eintragungen zu den Ausbildungen in den USA oder der USLA.

2.3. Beschreibung Großbritannien

2.3.1. Geographische Daten und Besonderheiten

Großbritannien ist ein Zusammenschluss aus den vier Staaten England, Schottland, Nordirland und Wales. Die amtliche Vollform dieses Staatenbundes nennt sich „Das Vereinigte Königreich von Großbritannien und Nordirland". Die vier Staaten verfügen über eine Küstenlänge von insgesamt 12.429km (vgl. CIA 2018). Die Länder England, Schottland und Wales befinden sich auf einer gemeinsamen Insel in der Nordsee. Nordirland befindet sich zusammen mit dem von Großbritannien unabhängigen Irland auf einer benachbarten Insel westlich hiervon.

In 2017 sind im United Kingdom 255 Menschen als Folge eines Unfalls ertrunken. Hinzu kommen 209 Ertrunkene in Zusammenhang mit einem Suizid und 123, bei denen die Ursache nicht verifiziert werden konnte. Die größte Relevanz hierbei liegt im Bereich der Küste mit insgesamt 68 Todesfällen, sowie den Flüssen mit 64 Ertrinkungsfällen. Insgesamt sind 106 Menschen ertrunken, welche während des Gehens oder Laufens in der Nähe des Wassers hineingefallen sind (vgl. NWSF 2018).

Gefahren gehen in Großbritannien vor allem von Rip Currents, den Gezeiten und ablandigem Wind aus (vgl. RLSS UK o.J.a). Als primäre Gefahr für den unerfahrenen Schwimmer gelten auch hier die ablandigen Strömungen. Ebbe und Flut sind auch in Großbritannien eine gut vorhersehbare und kalkulierbare Gefahr, da sie sehr regelmäßig auftreten. Mit den Tidenplänen sollte man sich im Vorfeld auseinandersetzen, wenn man beabsichtigt hier schwimmen zu gehen. Um nicht von ablandigen Winden abgetrieben zu werden, sollte man hier die orangenen „wind socks" beachten, welche die Windrichtung veranschaulichen und eine grobe Einschätzung der Windstärke zulassen.

2.3.2. Behörden und Organisationen

Die Royal National Lifeboat Institution , kurz RNLI ist im gesamten vereinigten Königreich für einen Großteil des hauptamtlich durchgeführten Wasserrettungsdienstes zuständig. Hier sind sie an über 240 Stränden tätig (vgl. RNLI o.J.a). Die RNLI stellt ausschließlich saisonal beschäftigte Rettungsschwimmer ein, welche von Ehrenamtlern unterstützt werden (vgl. RNLI o.J.b). Der Fokus liegt hier aber klar auf den hauptamtlichen Kräften. Wie der Name dieser Organisation vermuten lässt, ist diese auch im aquatischen SAR-Bereich tätig. Dies erfolgt allerdings über ehrenamtliche Kräfte und ist im wesentlichen ähnlich der Tätigkeit der „Deutschen Gesellschaft zur Rettung Schiffbrüchiger" (DGzRS).

An vielen Stränden wird die RNLI auch durch die SLS GB unterstützt. Hierbei handelt es sich um eine Organisation, welche ursprünglich in Australien gegründet wurde und in Großbritannien ehrenamtlich Wasserrettungsdienst durchführt. Die SLS GB legt großen Wert auf ein professionelles Auftreten und setzt somit an ihre Lifeguards den selben Anspruch an die Mindestqualifikation, wie die RNLI an Ihre (vgl. SLS GB 2018a).

Die RLSS UK (Royal Life Saving Society United Kingdom) ist eine durch das britische Königshaus offiziell unterstützte Wasserrettungsorganisation, welche ihren Fokus vor allem auf Ausbildung und Prävention gelegt hat. Sie bilden sowohl Pool als auch Beach (Open Water) Lifeguards aus, bieten aber auch ein breites Spektrum an Ausbildungen für Kinder und Jugendliche, sowie im Bereich der Ersten Hilfe an (vgl. RLSS UK 2017, S.12 ff.).

Das National Water Safety Forum (NWSF) führt im United Kingdom die statistischen Daten zu Ertrinkungsunfällen zusammen. Hieran beteiligt sind vor allem Mitglieder der RNLI, der RLSS UK und anderen Wasserrettungsorganisationen. Aufgrund der Daten aus den Jahren 2010 bis 2013 wurde 2016 ein zehn-Jahres-Plan mit dem Ziel, die Ertrinkungstode bis 2026 um 50% zu senken erstellt. Hierzu wurden gezielt Risikogruppen und -Orte ermittelt, um wirksame Gegenmaßnahmen planen zu können (vgl. NWSF 2016, S.5). 62% der Unfälle ereignen sich im Inland, sprich in Flüssen, Seen, Kanälen, etc.. Die Hauptrisikogruppe sind junge Männer im Alter zwischen 20 und 29 Jahren. Auch wurde herausgefunden, dass 44% der Ertrunkenen keine Intention hatten, überhaupt ins Wasser zu gehen (vgl. NWSF 2016, S.12 ff.). Das NWSF möchte den Gefahren vor allem durch Prävention und Aufklärung begegnen. So soll allen Schulkindern ab der „primary school" Schwimmunterricht ermöglicht werden. Des weiteren sollen Kommunen und Betreiber bzw. Anbieter von Wassersportaktivitäten oder Aktivitäten in der Nähe aquatischer Umgebungen dazu angehalten werden ein Risk Assessment System einzuführen, welches konkrete Handlungsvorgaben für einen Notfall im Wasser vorsieht (vgl. NWSF 2016, S.17).

2.3.3. Das Einsatzpersonal

Die Einstiegsqualifikation für den Wasserrettungsdienst im vereinten Königreich stellt die NVBLQ (National Vocational Beach Lifeguard Qualification) dar. Hierbei handelt es sich um eine Qualifikation, welche in Kooperation von RLSS UK, SLS GB und SLSA Wales gemeinsam entwickelt wurde (vgl. RLSS UK, o.J.b). Sie wird ebenso durch die RNLI und das NWSF vertreten (vgl. SLS GB, 2018b, S.1) und entspricht dem ILSF Standard „ILS Beach Lifeguard" (vgl. ILSF 1998, überarbeitet 2015). Das Beschäftigungsverhältnis spielt hierbei keine Rolle. Sowohl die ehren-amtlichen Rettungsschwimmer der SLS GB, als auch die in saisonal Beschäftigten der RNLI müssen mindestens über diese Qualifikation verfügen (vgl. RNLI o.J.c).

Wer die NVBLQ anstrebt, muss mindestens 16 Jahre alt sein, in der Lage sein 400 Meter in unter acht Minuten zu schwimmen und ein gutes Maß an körperlicher Fitness aufweisen. Diese muss unter anderem durch eine kombinierte Übung im Rahmen der Prüfungen unter Beweis gestellt werden. Hierbei müssen 200 Meter am Strand gelaufen werden, gefolgt von 100 Meter Schwimmen in Ozean, gefolgt von einer Rettungsübung mittels Gurtretter. Hierbei muss der Gerettete vollständig an Land gebracht werden. Anschließend ist nochmal ein 200 Meter Lauf am Strand zu absolvieren. Die Übungen müssen in unmittelbarem Zusammenhang durchgeführt werden. Ein Zeitlimit gibt es hierfür allerdings nicht (vgl. RLSS UK o.J.c, S.22). Der eigentliche Kurs geht insgesamt über 40 Stunden. Hinzu kommen die Lehrgänge „Level 1 Emergency First Aider" mit acht Stunden (vgl. SLS GB 2017, S.1) und „Level 2 Intermediate First Aider" mit 16 Stunden (vgl. SLS GB 2018c, S.1) Dauer. Die NVBLQ ist nach erfolgreichem Abschluss zwei Jahre gültig und nach Ablauf dieser Zeit ist eine jährliche Fortbildung erforderlich (vgl. SLS GB, 2018b, S.1). Die medizinische Ausbildung umfasst inhaltlich einen erweiterten Standard, welcher die Reanimation mit einem AED und den „Paediatric Life Support" einbindet (vgl. SLS GB, 2018c, S.1). Weiterführend werden Grundlagen zum Airwaymanagement und optional die Sauerstoffapplikation thematisiert (vgl. RLSS UK o.J.c, S.11). Da es sich hierbei um eine Qualifikation handelt, welche spezifisch für den Wasserrettungsdienst an der Küste ausgelegt ist, finden hier keine Aspekte der Sicherheit im Inland oder in Schwimmbädern Erwähnung. So begrenzt sich auch die Gefahrenlehre auf jene an der Küste. Dabei werden diese aber sehr tiefgehend vermittelt. Auch die Hilfeleistung bei Surfunfällen spielt eine Rolle. Ebenfalls kommt der Kommunikationsausbildung eine große Priorität zu. Hier werden sowohl non-verbale Signale, als auch die Verständigung über mobile Funkgeräte, sowie die Kunde über Flaggen und Schilder gelehrt. In der Praxis ist neben der einfachen schwimmerischen Rettung auch die Ausbildung mit einfachen Rettungsgeräten, sowie die Rettung mittels Rettungsboard vorgesehen (vgl. RLSS UK o.J.c, S.9 f.).

Der Surf Lifeguard, welches eine weiterführende Qualifikation der SLS GB darstellt ist zu einem großen Teil mit der NVBLQ identisch. Die gemeinsamen Themengebiete sind unter anderem die Strandumgebung, Level 1 & 2 in Erster Hilfe, sowie die praktische Ausbildung am Gurtretter und mit einem Rettungsboard. Für den Surf Lifeguard kommen vor allem die Themen Sauerstoffgabe (hier obligat) und die Versorgung von Rückenmarksverletzungen hinzu (vgl. SLS GB 2018d, S.1). Bei der RNLI gibt es des weiteren die Möglichkeit weitere Qualifikationen im professionellen Bereich zu erwerben. Hier z.B. den „Senior Lifeguard" oder den „Lifeguard Supervisor" (vgl. RNLI o.J.b). Die RLSS UK bietet zusätzlich zum NVBLQ unter Anderem die NPLQ (National Pool Lifeguard Qualification) an. Hierbei handelt es sich um eine Qualifikation, welche für Rettungsschwimmer in Schwimmbädern benötigt wird (vgl. RLSS UK, o.J.d).

2.4. Beschreibung Australien

2.4.1. Geographische Daten und Besonderheiten

Australien ist die Fläche betreffend eines der größten Länder der Welt. Das Festland besteht aus insgesamt fünf Bundesstaaten und dem großen Northern Territory, welche alle samt über Küstenregionen verfügen. Hinzu kommt die Insel Tasmanien, welche ebenfalls ein eigenständiger Bundesstaat ist. Die australische Küste ist insgesamt etwa 25.760km lang (vgl. CIA 2018). Die Besiedlung konzentriert sich im wesentlichen auf die Küstenregionen im süd- östlichen Teil des Kontinents. Hierbei sind vor allem die Städte Sydney, Brisbane, Melbourne und die umgebenen Regionen zu nennen, welche alle direkt an der Küste liegen (vgl. SLSA 2017, S.8). Zudem wohnen etwa 85% der Australier weniger als eine Stunde Autofahrt von der Küste entfernt (vgl. ALS 2015). Hier besteht also seitens der Bevölkerung eine hohe Affinität zu den Stränden.

Wenn man den Wassersport betrachtet, so ist Australien vor allem für seine optimalen Surfbedingungen bekannt. Aber auch Schwimmer, sowie Motorboot- oder Jetskifahrer finden hier gute Möglichkeiten, ihrem Hobby nachzugehen. Auch das sogenannte Rockfishing, wobei es sich um das Angeln an Felsklippen handelt, ist hier sehr beliebt. Von diesen Aktivitäten gehen Gefahren aus, von denen viele der Ausübenden zwar Kenntnis haben, aber dennoch die eigenen Fähigkeiten überschätzen. Viele der einfachen Badegäste hingegen sind sich oftmals schon den Gefahren selbst nicht bewusst. Laut SLSA stellen in Australien Rip Currents die zweithäufigste Ursache neben medizinischen und verletzungsbedingten Gründen für Ertrinkungstode in aquatischer Umgebung dar (vgl. SLSA 2017, S.3). Eine häufig in der Bevölkerung gefürchtete, aber kaum relevante Gefahr stellen Haiangriffe dar. Hier wurden in Australien jährlich zwischen ein bis maximal vier letale Angriffe innerhalb der letzten 13 Jahren verzeichnet (vgl. SLSA 2017, S.19).

2.4.2. Behörden und Organisationen

Anders als in vielen anderen Ländern nimmt die australische Regierung selbst erheblichen Einfluss auf den Wasserrettungsdienst. Sie hat verbindlich geltende Standards als eine Art Rahmenprogramm für die Ausbildung von Lifeguards veröffentlicht. Diese nennen sich Zertifikat der öffentlichen Sicherheit. Dieses kann in den Stufen 1 bis 4 erlangt werden. In die Gruppe dieser Zertifikate fallen unter anderem auch die feuerwehrtechnischen und polizeilichen Ausbildungen (vgl. Commonwealth of Australia 2013, überarbeitet 2018).

Die größte Wasserrettungsorganisation Australiens ist „Surf Life Saving Australia", kurz SLSA (vgl. SLSA 2015). Die SLSA ist eine größtenteils ehrenamtliche, non-profit-Organisation, welche sehr viel Öffentlichkeitsarbeit hinsichtlich Präventionsmaßnahmen leistet und zahlreiche Angebote für Rettungssport bietet. Die über 45.000 ehrenamtlichen Lifeguards teilen sich auf insgesamt 311 Ortsverbände auf (vgl. SLSA 2017, S.22). Der „Australian Lifeguard Service", kurz ALS, ist ebenfalls eng mit der SLSA verknüpft. Der ALS ist eine Organisation, die professionelle Lifeguards beschäftigt. Diese befinden sich in einem ganzjährigen oder saisonalen Arbeitsverhältnis und sind an insgesamt 232 Stränden in ganz Australien vertreten (vgl. SLSA 2017, S.22 f.).

Die Statistik der SLSA ist sehr umfangreich und differenziert, schließt aber nur Daten aus öffentlichen Gebieten mit ein. Unfälle, welche beispielsweise in privaten Pools oder in Schwimmbädern passieren werden nicht berücksichtigt (vgl. SLSA 2017, S.37). Die Statistik teilt sich grob in drei Hauptthemengebiete. Das erste befasst sich mit der Nutzung der Wasserflächen. Hier erfolgt eine Differenzierung zwischen Alter, Geschlecht, Ort und diversen Wassersportarten, wie Schwimmen, Surfen, Tauchen, Rockfishing und einigen Anderen. Im zweiten Teil geht es um die Personalstruktur der SLSA. Hieraus entstammen beispielsweise die Daten aus dem vorhergehenden Absatz. Der dritte Teil umfasst die eigentliche Ertrinkungsstatistik. Diese weist eine in ähnlichem Maße differenzierte Struktur auf, wie schon der erste Teil. Hier ist zum Beispiel ersichtlich, welche die Hauptrisikofaktoren für die Ertrinkungstode sind. Dies wären zu 22% medizinische oder verletzungsbedingte Ursachen, zu 20% die ablandigen Strömungen und zu 19% Alkohol- oder Drogenkonsum (vgl. SLSA 2017, S.32).

Als weitere non-profit-Organisation gibt es die „Australian Professional Ocean Lifeguard Association Inc." (APOLA Inc.). Die Mitglieder sind zu einem großen Teil professionelle Lifeguards, welche sich in Beschäftigungsverhältnissen befinden, Arbeitgeber, welche professionelle Lifeguards einstellen, sowie andere Wasserrettungsorganisationen (vgl. APOLA Inc. 2018a). Die APOLA beteiligt sich nicht nur am aktiven Wasserrettungsdienst, sondern ist auch in den Bereichen Ausbildung, Qualifizierung, sowie Öffentlichkeitsarbeit tätig (vgl. APOLA Inc. 2018b).

Ebenfalls in Australien vertreten ist die „Royal Life Saving Society", hier kurz RLSS-A. Die ursprünglich in Australiens ehemaligem Kolonialmachtsland England gegründete Organisation ist hier primär in den Bereichen Prävention und Breitenausbildung tätig. Sie stellt zudem einen großen Teil an Inland oder Pool Lifeguards. Eine Surf oder Beach, bzw. Ocean Lifeguard Ausbildung wird seitens der RLSS-A nicht angeboten (vgl. RLSS–A o.J.a). Jedoch erstellt auch die RLSS-A eine sehr ausführliche Jahresstatistik, in welche Ertrinkungstode in Hallen- bzw. Freibädern, sowie privaten Swimmingpools etc. mit einbegriffen sind (vgl. RLSS–A 2017, S.28). Die aktuelle Jahresstatistik, welche sich auf den Zeitraum von Juli 2016 bis Juni 2017 bezieht, beklagt 291 ertrunkene Menschen in Australien (vgl. RLSS–A 2017, S.2). Für den selben Zeitraum gibt die SLSA 152 Ertrinkungstode an (vgl. SLSA 2017, S.37). Die SLSA bezieht sich hierbei jedoch lediglich auf das Ertrinken im Bereich von Küsten und im Ozean (vgl. SLSA 2017, S.37). Die RLSS-A kritisiert in ihrer aktuellen Statistik vor allem die Ertrinkungstode, welche sich in meist nicht bewachten Freigewässern, wie Flüssen und Seen und unter dem Einfluss von Alkohol (vgl. RLSS–A 2017, S.11) und anderen Drogen (vgl. RLSS–A 2017, S.22) ereignen.

2.4.3. Das Einsatzpersonal

Die wohl wichtigste Qualifikation in der australischen Wasserrettung stellt das „Bronze Medallion" der SLSA dar. Dieses entspricht dem Standard des „Certificate II in Public Safety (Aquatic Rescue)" der australischen Regierung und gilt somit als Mindestqualifikation für den eigenständigen, aktiven Wasserrettungsdienst (vgl. SLSA 2014a, S.4). Ebenfalls entspricht es dem internationalen Standard des „ILS Surf Lifeguard" (vgl. ILSF 2004). Ergänzend zu den Rahmenbedingungen der australischen Regierung gibt es hier konkrete Anforderungen an die körperliche Fitness. So muss ein Anwärter bereits vor Kursbeginn in der Lage sein 400 Meter in maximal neun Minuten schwimmen zu können. Auch muss das 15. Lebensjahr zum Zeitpunkt der Abschlussprüfung vollendet sein (vgl. SLSA 2014a, S.4). Eine konkrete Vorgabe für den Zeitraum der Ausbildung gibt es nicht. Die Ausbildung gliedert sich in einzelne „Assessments" welche durch den Ausbilder entweder mit „qualifiziert" oder „noch nicht qualifiziert" bewertet werden. Sobald ein Anwärter alle Assessments abgeschlossen hat, wird die Qualifikation ausgestellt (vgl. SLSA 2012, S.4). Der medizinische Teil der Ausbildung erfolgt auf einem hohen Niveau. Es werden über die normalen CPR Kenntnisse hinaus auch der Umgang mit einem AED, sowie die Sauerstoffapplikation gelehrt (vgl. SLSA 2014a, S.9). Auch die Reanimation von Kindern wird thematisiert (vgl. SLSA 2014a, S.17). Die Inhalte zum Thema Wasserrettung beziehen sich bei dem Bronze Medallion der SLSA ausschließlich auf den Küstenbereich. Dies Betrifft auch die Gefahrenlehre (vgl. SLSA 2014b, S.2). Des weiteren wird theoretisch und praktisch der Umgang mit einfachen Rettungsgeräten, sowie mit dem Surf-Rettungsboard gelehrt, womit sich auch Unfälle von Surfern selbst abarbeiten lassen. Auch der der Umgang mit dem Spnieboard zur Versorgung von Rückenmarksverletzungen ist Teil der Ausbildung. (vgl. SLSA, 2014b, S.5). Auf den Bereich der Kommunikationsausbildung wird ebenfalls großen Wert gelegt. Hierbei werden sowohl non-verbale Signale, als auch die die Kunde über Beschilderung, Flaggen, etc. und der Umgang mit mobilen Funkgeräten gelehrt (vgl. SLSA 2014b, S.4).

Um jedoch mit der Qualifikation am aktiven Wasserrettungsdienst teilnehmen zu können, muss jährlich ein Test absolviert werden, welcher sich aus fünf Teilen zusammensetzt. Um die körperliche Eignung zu beweisen, muss eine Run-Swim-Run Übung (je 200 Meter) in unter acht Minuten durchgeführt werden. Des weiteren werden die Kenntnisse in den Bereichen CPR, Signalkunde, sowie der Umgang mit Funkgeräten überprüft. Auch die praktischen Schwimm- und Wasserrettungsfähigkeiten werden geprüft (vgl. SLSA 2018, S.6).

Wie in 2.4.2. bereits erwähnt, ist die Ausbildung von Lifeguards in Australien durch die Regierung zentral standardisiert worden. Von den vier Zertifizierungsstufen sind hier Nummer II bis IV relevant. Das sogenannte „Certificate II in Public Safety (Aquatic Rescue)" stellt die Mindestqualifikation dar, um eigenverantwortlich Wasserrettungsdienst durchführen zu dürfen (vgl. Commonwealth of Australia 2013, S.2). Weiterführend gibt es das „Certificate III in Public Safety (Aquatic Search and Rescue)" (vgl. Commonwealth of Australia 2012a, S.2). Um in der Wasserrettung eine Führungsposition zu bekleiden ist das „Certificate IV in Public Safety (Aquatic Search and Rescue Management)" notwendig (vgl. Commonwealth of Australia 2012b, S.2).

Die RLSS-A bietet ebenfalls Qualifizierungen an. Diese sind allerdings eher auf die Breitenausbildung und auf Inland oder Pool Lifeguards ausgerichtet. Eine Ausbildung zum Pool Lifeguard erfolgt nicht direkt nach dem Rahmenprogramm der australischen Regierung, entspricht aber dem ILS Standard „ILS Pool Lifeguard". Des weiteren entspricht das Bronze Medallion der RLSS-A dem „ILS Lifesaver" (vgl. ILSF 2002, überarbeitet 2005). Daher weist die RLSS-A darauf hin, dass bei einigen Arbeitgebern unter Umständen zusätzliche, standardisierte Module aus dem Rahmenprogramm erforderlich sein können (vgl. RLSS–A o.J.b).

Die APOLA bietet ein breites Spektrum an Qualifizierungen für professionelle Lifeguards an. Diese nennen sich POL Award („Professional Ocean Lifeguard"). Insgesamt bietet sie hiervon vier unterschiedliche Level an. Hier wird besonders auf hohe Standards geachtet, die die der australischen Regierung zwar implementieren, diese aber eher als Grundvoraussetzung betrachten. So ist bereits ab dem Einstiegslevel das „Certificate III in Public Safety (Aquatic Search and Rescue)" erforderlich. Die APOLA betrachtet den POL Award Level 2 als Mindestvoraussetzung für hauptberufliche Lifeguards. Der POL Award Level 3 ist für Lifeguard Ausbilder gedacht und der POL Award Level 4 zum Beispiel für „Beach Lifeguard Manager" (vgl. APOLA Inc., 2015, S.4 ff.).

3. Bewertung der Systeme

Der zentrale Aspekt bei der Bewertung der Systeme stellt die Professionalität dar. Für den Zweck dieser Arbeit definiert sich die Professionalität dadurch, welches Maß an Kompetenz, Qualität und Routine das Einsatzpersonal eines Wasserrettungssystems aufweist. Die Bewertung des Personals erfolgt über ein Punkteschema, welches sich in drei Hauptkategorien gliedert. Zunächst wird die in dem jeweiligen Land erforderliche Mindestqualifikation (1.) bewertet, die benötigt wird, um eigenverantwortlich am aktiven Wasserrettungsdienst teilzunehmen. Der zweite Aspekt beschäftigt sich mit der Routine (2.), welche von dem Wasserrettungspersonal in dem Land durchschnittlich zu erwarten ist. Hierbei bezieht sich die Bewertung daher nicht spezifisch auf das Personal, welches lediglich über die Mindestqualifikation verfügt. In der dritten Kategorie werden die körperlichen Anforderungen (3.) an das Personal bewertet. Hierbei ist der Bezug wieder auf die Mindestanforderung gelegt, welche entweder zum Erwerb der Mindestqualifikation benötigt wird, oder als eine Art Einstellungstest vor dem Ausüben der Tätigkeit erforderlich ist. Die genauen Einstufungen mit der Punktevergabe sind dem Anhang (siehe Anhang 1.) dieser Arbeit zu entnehmen. Nachfolgend nun eine Erläuterung der einzelnen Hauptaspekte, sowie einige wichtige Erklärungen zu den Einstufungen.

Der Aspekt der Ausbildung stellt den größten und wichtigsten Teil in dem Bewertungsschema dar. Hierbei handelt es sich in der Bewertung ausdrücklich um die Mindestqualifikation, die in dem jeweiligen Land benötigt wird, um eigenständig Wasserrettungsdienst durchzuführen. Dies liegt darin begründet, dass in keinem der Länder eine organisationsübergreifenden Personalstatistik erhoben wird. Somit ist nicht ersichtlich, welche die am häufigsten vertretene Qualifikation darstellt. Jedoch gibt es in allen Ländern Mindeststandards, auf welche sich die Organisationen geeinigt haben, oder welche als verbindlicher Standard festgelegt wurden. In der Bewertung gliedert sich der Aspekt der Ausbildung in vier weitere Unterkategorien. Die Voraussetzungen (1.1.) für die Teilnahme an dem Kurs, die Gesamtdauer der Ausbildung (1.2.), sowie die Theorie- (1.3.) und die Praxisausbildung (1.4.).

Die Voraussetzungen bestehen des weiteren aus zwei Unterpunkten. Zum einen wird der benötigte Schulabschluss (1.1.1.) bewertet, zum anderen das Alter (1.1.2.), ab dem die Qualifikation erworben werden kann. Die Punktevergabe im Bereich Schulabschluss erfolgt nach der Regelschulzeit, welche erforderlich ist, um den jeweiligen Schulabschluss zu erlangen. Die Gesamtdauer der Ausbildung bezieht sich auf die Länge des eigentlichen Wasserrettungskurses zuzüglich weiterer erforderlicher Ausbildungen, die den Erwerb der Mindestqualifikation zwingend erforderlich sind. Dies sind beispielsweise Erste-Hilfe Kurse oder vergleichbare Zertifikate.

Der Aspekt der Theorieausbildung gliedert sich in insgesamt vier weitere Unterkategorien. Hier wird das medizinische Wissen (1.3.1.), der Umfang der Gefahrenlehre (1.3.2.), die Rettung bei besonderen Wasseraktivitäten (1.3.3.), sowie die Kommunikationsausbildung (1.3.4.) bewertet. Grundlage der Bewertung stellt hier das Kurrikulum, bzw. die Lernzielvorgaben der jeweiligen Qualifikation dar. Das medizinische Wissen wird durch den Stellenwert und den Umfang während der gesamten Ausbildung bewertet. Ausschlaggebende Punkte können der Stundenumfang des medizinischen Teils, oder das Vorhandensein spezieller Inhalte, wie erweiterte Reanimationsmaßnahmen, Erste Hilfe am Kind oder Ähnliches sein. Differenziert wird danach, ob das Thema nur beiläufig im Hauptkurs Erwähnung findet, ob der Stand dem einer Erste-Hilfe-Ausbildung entspricht oder eher im Bereich einer sanitätsdienstlichen Ausbildung einzuordnen ist. Die Bewertung des Umfangs der Gefahrenlehre bezieht sich darauf, wie breit gefächert diese ist. Punkte werden jeweils für die Erwähnung von Gefahren im Inland, im Bereich von Pools oder Schwimmbädern, sowie an der Küste vergeben. Ein weiterer wichtiger Aspekt in der Theorieausbildung stellt die Rettung bei besonderen Wasseraktivitäten dar. Hier werden Punkte für die Erwähnung von Notfällen bei Gerätetauchern, von Kleinbootunfällen oder von Surfunfällen vergeben. Der Begriff Kleinbootunfälle bezieht sich hierbei vor allem auf kleine Segelschiffe, kleine Motorboote oder Jetskis. Surfunfälle stehen stellvertretend für Notfälle bei Wassersportaktivitäten auf der Wasseroberfläche, welche die Nutzung von nicht motorisierten Sportgeräten einbeziehen. Der letzte Aspekt der theoretischen Ausbildung stellt die Kommunikationsausbildung dar. Hierbei werden Punkte für die Erwähnung folgender Aspekte vergeben: Funkausbildung, non-verbale Kommunikation im Bezug auf Signale, welche ein Rettungsschwimmer bei einer Rettung im Wasser als Rückmeldung für das Personal an Land gibt, sowie vermittelte Kenntnisse über Beschilderungen und Flaggen.

Die Bewertung der praktischen Ausbildung unterteilt sich in 2 Unterkategorien. Auch hier stellt die Bewertungsgrundlage das Kurrikulum oder die Lernzielvorgabe der Qualifikation dar. Die Unterteilung erfolgt in die medizinischen Aspekte (1.4.1.) und die vermittelten Rettungstechniken (1.4.2.). Der medizinische Teil bezieht sich hierbei auf den der praktischen Reanimationsausbildung. Die Unterscheidung erfolgt danach, auf welchem Level diese erfolgt. Wird ausschließlich die Reanimation ohne Hilfsmittel gelehrt, wird zusätzlich ein AED eingesetzt, oder werden auch erweiterte Reanimationsmaßnahmen gelehrt. Hierzu zählt beispielsweise die Atemwegssicherung mittels Guedeltubus, die manuelle Beatmung mit Maske und Beutel oder die Sauerstoffapplikation. Aufgrund der besonderen Relevanz dieses Themas, wird hier die doppelte der üblichen Punktzahl vergeben. Bei den Rettungstechniken wird wieder jeweils ein Punkt pro Erwähnung im Kurrikulum vergeben. Hierfür Relevant ist zum einen die Ausbildung mit dem Spineboard, welches hier auch stellvertretend für äquivalente Rettungsgeräte wie den Combi-Carrier steht, sowie die Ausbildung mit einem Surf-Rettungsbrett. Des weiteren gibt es Punkte für die Schulung an den Standardrettungsgeräten, wie z.B. dem Gurtretter, der Rettungsboje oder einer Rettungsleine, sowie für die Rettung ohne Rettungsgeräte.

Die zweite Hauptkategorie befasst sich mit der Routine, die von dem Wasserrettungspersonal zu erwarten ist. Hierbei bezieht sich die Bewertung in den Unterkategorien Beschäftigungsverhältnis (2.1.) und Beschäftigungszeitraum (2.2.) nicht ausschließlich auf den Teil des Personals, der lediglich über die Mindestqualifikation verfügt, sondern auf alle, im aktiven Wasserrettungsdienst dieses Landes möglichen Varianten. Aufgrund der besonderen Relevanz, die diese bedien Bewertungskriterien für die Professionalität darstellen, wird hier die doppelte Punktzahl vergeben, als es bei den übrigen Bewertungen üblich ist. Die weiteren Unterkategorien der Routine beziehen sich auf die Regelmäßigkeit verpflichtender Fortbildungen (2.3.), welche zum Erhalt der Qualifikation oder zur Nutzungsberechtigung dieser erforderlich sind und auf regelmäßige Rettungsübungen (2.4.), welche unmittelbar vor, nach oder während des normalen Dienstes erfolgen.

Der Aspekt des Beschäftigungsverhältnisses unterteilt sich in die Unterscheidung zwischen haupt- und ehrenamtlich. Für ein System, welches beides ermöglicht, wird für die Vergabe der Punktzahl der Durchschnitt ermittelt. Selbiges gilt für den Beschäftigungszeitraum. Hier erfolgt die Unterteilung in Vollzeit, bzw. ganzjährliche Beschäftigung, Teilzeit, bzw. saisonale Beschäftigung oder eine Beschäftigung über nur wenige Tage bzw. Wochen pro Jahr. Verpflichtende Fortbildungen, sowie regelmäßige Rettungsübungen sind relevant, damit bereits qualifiziertes Personal auch auf den aktuellen Stand von neuen Leitlinien gebracht werden kann und in deren Anwendung routiniert wird.

Die körperlichen Anforderungen stellen die dritte und letzte der Hauptkategorien dar. Diese gliedert sich in die Unterpunkte einmalige oder jährliche Anforderungen (3.1.) und regelmäßige Fitness (3.2.). Bei den einmaligen Anforderungen gibt es eine weitere Unterteilung in schwimmerische Aspekte (3.1.1.) und weitere Sportübungen (3.1.2.). Mit weiteren Sportübungen sind solche gemeint, die nicht ausschließlich im Wasser durchzuführen sind. Ein Beispiel hierfür wäre die sogenannte Run-Swim-Run Übung. Die Bezeichnung „einmalige oder jährliche Anforderung" bezieht sich auf Anforderungen, die beispielsweise nur einmal pro Saison oder seltener, z.B. ausschließlich zum Erwerb der Mindestqualifikation, benötigt werden. Die Punktevergabe erfolgt hier über ein Rangfolge-System. Das bedeutet, die höchste Anforderung bekommt am meisten Punkte, die Geringste, die Wenigsten. Einbezogen werden hier ausschließlich Leistungen, welche hauptsächlich ohne Beteiligung eines Partners, einer zu rettenden Person oder eines zu rettenden Objekts erbracht werden müssen. Der Hauptfokus hierbei muss auf der sportlichen Anforderung liegen. Wie die genaue Bestimmung der Ränge erfolgt, ist dem Anhang 3 (siehe Anhang 3) zu entnehmen. Der Aspekt der regelmäßigen Fitness bezieht sich auf die Durchführungsbestimmungen zum alltäglichen Wasserrettungsdienst. Hier wird bewertet, ob regelmäßige sportliche Aktivitäten vorgeschrieben werden.

Nachfolgend wird nun die Bewertung der einzelnen Länder vorgenommen. Alle hierfür relevanten Daten sind dem Kapitel 2 dieser Arbeit zu entnehmen. Das vollständige Bewertungsschema, aus welchem die genaue Punktevergabe hervorgeht, befindet sich im Anhang dieser Arbeit.

3.1. Bewertung Deutschland

Nach Anwendung des Bewertungsschemas kommt Deutschland auf insgesamt 21 von 60 möglichen Punkten. Das entspricht einem relativen Wert von 35,0%. In der ersten Hauptkategorie „Ausbildung" (1.) werden 13 Punkte vergeben. Für die Unterkategorie „Voraussetzungen" (1.1.) erhält die DRSA Silber Ausbildung einen Punkt, da kein Schulabschluss (1.1.1.) erforderlich ist und eine Teilnahme unter 16 Jahren (1.1.2.) möglich ist (vgl. DLRG 2015a, S.25). Die Gesamtdauer des Kurses beträgt zwischen 20 und 40 Stunden (1.2.) (vgl. DLRG 2018d), daher wird ein Punkt vergeben. Für die theoretische Ausbildung (1.3.) erhält die deutsche Qualifikation insgesamt sechs Punkte. Hierunter summieren sich zwei Punkte beim medizinischen Wissen (1.3.1.), drei Punkte bei der Gefahrenlehre (1.3.2.), ein

Punkt bei der Rettung von wassergebundenen Aktivitäten (1.3.3.) und null Punkte für die Kommunikationsausbildung (1.3.4.). Die medizinische Ausbildung, welche im Rahmen des DRSA-Kurses erforderlich ist, beläuft sich auf einen 16-stündigen Erste-Hilfe-Kurs, in welchem keine tiefergehenden Kenntnisse, wie beispielsweise die Sauerstoffapplikation oder das vorbereiten erweiterter Maßnahmen vermittelt werden . Die Gefahrenlehre ist bei diesem Kurs sehr breit gefächert und schließt alle drei relevanten Punkte ein. Es werden Kenntnisse über Schwimmbäder, Swimmingpools, sowie auch Flüsse, Seen oder die Küstenregion gelehrt. Im Bereich der Rettung bei besonderen wassergebundenen Aktivitäten wird hier von den für diese Arbeit relevanten Aspekten nur die Hilfeleistung bei Unfällen von Booten vermittelt (vgl. DLRG 2015a, S.25 f.). Eine Kommunikationsausbildung ist für das DRSA-Silber in keiner Form vorgesehen. Fünf Punkte werden für die praktische Ausbildung (1.4.) vergeben. Diese teilen sich in vier Punkte für die medizinischen Aspekte (1.4.1.) der Reanimation und einen Punkt für die Techniken zur Wasserrettung (1.4.2.) auf. Für die CPR ist eine einfache Ausbildung der grundlegenden Techniken vorgesehen, aber auch der Umgang mit dem AED wird im Rahmen des Erste-Hilfe-Kurses geschult (vgl. BAGEH 2009, S.4). Der Umgang mit einfachen Rettungsgeräten wird zwar in der Theorie gelehrt, ist jedoch in der Praxis nicht von Relevanz (vgl. DLRG 2015a, S.25 f.). Somit findet eine praktische Ausbildung hier nur in der Rettung ohne Hilfsmittel statt.

In der zweiten Hauptkategorie „Routine" (2.) wird das Einsatzpersonal an deutschen Küsten mit fünf von 18 Punkten bewertet. Dies liegt zum einen darin begründet, dass das Personal rein ehrenamtlich tätig ist (vgl. DLRG 2018b) (2.1.) und zum anderen daran, dass sich der Beschäftigungszeitraum auf wenige Wochen oder Tage pro Jahr (2.2.) beschränkt (vgl. DLRG 2018e). Hierfür werden jeweils zwei Punkte vergeben. Theoretisch erlischt die Qualifikation des DRSA Silber nie. Allerdings darf es, um am aktiven Wasserrettungsdienst teilzunehmen nicht älter als zwei Jahre sein (vgl. DLRG 2018c, S.12). Somit wird für die verpflichtende Fortbildung (2.3.) ein Punkt vergeben. Eine Angabe über regelmäßige Rettungsübungen (2.4.), welche in unmittelbarem zeitlichen Zusammenhang mit dem Dienstgeschehen stehen, gibt es nicht. Daher gibt es hier null Punkte.

In der dritten Hauptkategorie, den körperlichen Anforderungen (3.), erhalten die deutschen Rettungsschwimmer drei von 11 Punkten. Das DRSA Silber ist in der Unterkategorie Schwimmen (3.1.1.) mit einer Anforderung von 400 Meter in unter 15 Minuten (vgl. DLRG 2015a, S.25) im direkten Vergleich auf dem vierten Rang und bekommt hier daher einen Punkt. Des weiteren muss jedes Jahr eine Run-

Swim-Run-Prüfung abgelegt werden (vgl. DLRG 2018c, S.12). Für die hier gestellten Anforderungen (3.1.2.) wird Rang drei und somit zwei Punkte vergeben (siehe Anhang 3). Regelmäßige Fitnessübungen (3.2.), die in unmittelbarem Zusammenhang mit dem Dienst stehen sind nicht vorgesehen, daher hier null Punkte.

3.2. Bewertung USA

Die amerikanischen Lifeguards, welche nach dem USLA Standard ausgebildet werden erzielen insgesamt 48 von 60 möglichen Punkten. Das ergibt einen relativen Wert von 80,0%. In der Hauptkategorie Ausbildung (1.) werden insgesamt 26 Punkte vergeben. Diese teilen sich auf in zwei Punkte für die Voraussetzungen (1.1.), drei Punkte für die Gesamtdauer der Ausbildung (1.2.), 11 Punkte für die theoretische (1.3.) und 10 Punkte für dir praktische Ausbildung (1.4.). Zwar stellt die USLA an den Full Time OWL den Anspruch eines high school Diploms, jedoch nicht an den saisonalen OWL. Somit werden hier null Punkte vergeben. Die zwei Punkte gibt es für die Voraussetzung an das Mindestalter (1.1.2.), welches bei 16 Jahren liegt. Die Gesamtdauer der Ausbildung erhält drei Punkte. Der eigentliche Season-OWL-Kurs geht über 40 Stunden. Hinzu kommt ein Medical First Aid Kurs, welcher mindestens über 21 weitere Stunden geht. Hinzu kommt ein CPR-Kurs und eine Gerätetaucherausbildung auf dem Basislevel. Somit liegt die Gesamtdauer bei weit über 60 Stunden. Die medizinische Ausbildung befindet sich auf einem gehobenen Level, daher werden hier drei Punkte vergeben. So ist unter anderem für die Lifeguards die Rettung und Versorgung von Wirbelsäulentraumata und die Gabe von Sauerstoff vorgesehen . Da es sich um eine Open Water Qualifikation handelt, werden in der Gefahrenlehre (1.3.2.) auch nur die Umgebungen Inland und Küste erwähnt. Somit werden zwei Punkte vergeben. Sowohl in der Kategorie „Rettung bei Wasseraktivitäten" (1.3.3.), als auch bei der Kommunikationsausbildung (1.3.4.) gibt es jeweils drei Punkte, da alle hier relevanten Aspekte im Kurrikulum der USLA vorgesehen sind. In der praktischen Medizinischen Ausbildung ist bei der Reanimation der Einsatz eines AEDs, sowie ein einfaches Airwaymanagement mit Sauerstoffapplikation vorgesehen. Daher werden hier sechs Punkte vergeben. Die praktisch gelehrten Rettungstechniken beinhalten ebenfalls alle relevanten Aspekte (vgl. USLA 1993, überarbeitet 2017, S.7 f.). Somit erfolgt eine Vergabe von vier Punkten.

In der Hauptkategorie „Routine" (2.) erhält das amerikanische Wasserrettungspersonal 15 von 18 möglichen Punkten. Dies liegt vor allem darin begründet, dass n der USLA Guideline kein Ehrenamt, sondern nur hauptamtlich Beschäftigte, die entweder als Saison-, bzw. Teilzeitkraft oder als Ganzjahreskraft vorgesehen sind (Vgl. USLA 1993, überarbeitet 2017, S.1). Somit werden für das Beschäftigungsverhältnis (2.1.) sechs und für den Beschäftigungszeitraum (2.2.) fünf Punkte vergeben. Bei den fünf Punkten für den Beschäftigungszeitraum wurde der arithmetische Mittel aus der der Wertung von Voll- und Teilzeitbeschäftigung gebildet. Nach aktuellem Stand der Leitlinie hat jährlich eine Fortbildung von mindestens 16 Stunden zu erfolgen. Dies wird hier mit zwei Punkten bewertet. Regelmäßige Rettungsübungen sind täglich empfohlen (vgl. USLA 1993, überarbeitet 2017, S.10). Daher werden hier zwei Punkte vergeben.

Die dritte Hauptkategorie, welche sich mit den körperlichen Anforderungen (3.) befasst, bringt dem amerikanischen System weitere sieben Punkte. Diese unterteilen sich in vier Punkte für einmalige oder jährliche Anforderungen (3.1.) und zwei Punkte für die regelmäßige Fitness (3.2.). Beim Schwimmen (3.1.1.) belegen die Anforderungen der USLA den ersten Rang. Die vier Punkte werden an dieser Stelle für 500 Meter schwimmen in unter 10 Minuten vergeben. Bei den weiteren Sportübungen (3.1.2.) erhält die USA aufgrund einer unkonkreten Formulierung in der Leitlinie nur einen Punkt. Hier ist allgemein vorgeschrieben, dass ein Einstellungstest zu erfolgen hat, bei dem die körperliche Stärke und Kondition zu überprüfen ist (vgl. USLA 1993, überarbeitet 2017, S.7 f.). Das Durchführen regelmäßiger Fitness ist täglich empfohlen (vgl. USLA 1993, überarbeitet 2017, S.10). Daher werden hier zwei Punkte vergeben (siehe Anhang 3)

3.3 Bewertung Großbritannien

Das Vereinte Königreich erhält insgesamt 35 von 60 Punkten. Der prozentuale Anteil beträgt 58,3%. Für die Ausbildung (1.) NVBLQ werden insgesamt 20 Punkte vergeben. Hierunter fallen zwei Punkte für die Voraussetzungen (1.1.), drei Punkte für die Gesamtdauer der Ausbildung (1.2.), acht Punkte für die Theorieausbildung (1.3.) und sieben Punkte für die Praxisausbildung (1.4.). Die einzig relevante Voraussetzung stellt das Alter (1.1.2.) dar. Hier muss das 16te Lebensjahr abgeschlossen sein (vgl. SLS GB 2018b, S.1). Somit werden null Punkte für den Schulabschluss (1.1.1.) und zwei Punkte für das Alter vergeben. Die gesamte Zeit, welche zur Erlangung der NVBLQ erforderlich ist beträgt mindestens 64 Stunden. Diese setzen sich aus 40 Stunden Wasserrettungskurs (vgl. SLS GB 2018b, S.1), acht Stunden Erste-Hilfe-Kurs (vgl. SLS GB 2017, S.1) und weiteren 16 Stunden in erweiterter Erster Hilfe (vgl. SLS GB 2018c, S.1) zusammen. Die acht Punkte der Theorieausbildung teilen sich in drei Punkte für das medizinische Wissen (1.3.1.), einen Punkt für die Gefahrenlehre (1.3.2.), einen Punkt für die Rettung bei Wasseraktivitäten (1.3.3.) und drei Punkte für die Kommunikationsausbildung (1.3.4.) auf. Die Bewertung für das medizinische Wissen kommt daher, dass erweiterte Inhalte im Bezug auf Kinder- und Säuglingsreanimation, einfaches Airwaymanagement, sowie spezielle Maßnahmen bei der Reanimation von ertrunkenen Personen vermittelt werden. Im Bereich der Gefahrenlehre bemerkt man die Konzentration dieser Ausbildung auf den Wasserrettungsdienst an der Küste. Hier wird ausschließlich über die Gefahren in dieser Region unterrichtet. Das ein Inhaber der NVBLQ Hilfe bei Surfunfällen leisten kann, wird dadurch deutlich, dass in der Ausbildung ein großer Fokus auf der Rettung mit einem Surf-Rettungsboard gelegt wird. Eine weitere Erwähnung von Hilfeleistungen bei Wasseraktivitäten gibt es hier nicht. Die Kommunikationsausbildung entspricht in vollem Umfang den Kriterien dieses Bewertungsschemas. Die praktischen medizinischen Aspekte (1.4.1.) belaufen sich auf die Reanimation unter Zuhilfenahme eines AED. Es wird optional empfohlen, den Umgang mit der Sauerstoffapplikation zu lehren. Dies stellt aber keine Mindestanforderung dar, welche zum Bestehen des Kurses erforderlich ist und fließt daher nicht in die Bewertung ein. Somit werden hier vier Punkte vergeben. Bei den Rettungstechniken wird neben Techniken ohne Geräte auch der Umgang mit dem Gurtretter, sowie mit dem Surf-Rettungsboard gelehrt. Der Aspekt der Rettung mit einem Spnieboard ist nicht enthalten (vgl. RLSS UK o.J.c, S 9 ff.). Daraus ergibt sich hier eine Summe von drei Punkten.

Für die Routine (2.) des britischen Personals werden insgesamt neun Punkte vergeben. Diese teilen sich in vier Punkte für das Beschäftigungsverhältnis (2.1.) und drei für den Beschäftigungszeitraum (2.2.), sowie zwei Punkte für die verpflichtenden Fortbildungen (2.3.) auf. Regelmäßige Rettungsübungen (2.4.) sind nicht vorgegeben, daher wird hier kein Punkt vergeben. Im Vereinten Königreich gibt es sowohl ehrenamtliche, als auch hauptamtliche Saisonkräfte (vgl. RNLI o,J.b). Daher errechnet sich die Punktevergabe in den Unterkategorien 2.1. und 2.2. aus dem arithmetischen Mittel aller Möglichkeiten. Nach dem Ersterwerb ist die NVBLQ 24 Monate lang gültig. Eine Fortbildung zur Aufrechterhaltung des NVBLQ ist im Anschluss ein Mal jährlich erforderlich (vgl. SLS GB 2018b, S.1).

Bei den körperlichen Anforderungen (3.) werden insgesamt sechs Punkte vergeben. Jeweils drei Punkte wurden für den ermittelten Rang bei der schwimmerischen Leistung (3.1.1.) und den weiteren Sportübungen (3.1.2.) vergeben (siehe Anhang 3). Großbritannien erhält in der schwimmerischen Leistung von 400 Meter in unter 8 Minuten den zweiten Rang und somit hier drei Punkte. Für die Run-Swim-Run Übung mit Einbindung einer Rettungsübung erhält Großbritannien hier ebenfalls den zweiten Rang (vgl. RLSS UK o.J.c, S.22). Da regelmäßige Fitness (3.2.) nicht vorgesehen ist, wird hier kein Punkt vergeben.

3.4. Bewertung Australien

Australien kommt auf insgesamt 36 Punkte und damit auf 60,0% in der Gesamt-wertung. Im Bereich der Ausbildung (1.) werden 20 Punkte vergeben. Diese setzten sich aus einem Punkt für die Voraussetzungen (1.1.), null Punkten für die Gesamtdauer der Ausbildung (1.2.), neun Punkten für die Theorie (1.3.) und 10 Punkten für die Praxis (1.4.) zusammen. Die einzige relevante Voraussetzung stellt hier das Alter dar, mit dem die Ausbildung begonnen werden kann. Dieses liegt bei unter 16 Jahren (vgl. SLSA 2014b, S.1). Für die Gesamtdauer der Ausbil-dung kann kein Punkt vergeben werden, da es hierzu keine Vorgabe gibt. Jeder Anwärter auf das Bronze Medallion der SLSA wird in seinem jeweiligen Club ausgebildet. Hier gilt es die einzelnen Prüfungen zu bestehen. Wird der Anwärter in allen Kategorien von einem Prüfer als kompetent bewertet, so erfolgt die Ausstellung des Zertifikats (Vgl. SLSA 2014b, S.6). Die neun Punkte in der Theo-rieausbildung setzten sich aus drei Punkten für das medizinische Wissen (1.3.1.), zwei Punkten für die Gefahrenlehre (1.3.2.), einem Punkt für die Rettung bei Wasseraktivitäten (1.3.3.) und drei Punkten für die Kommunikationsausbildung (1.3.4.) zusammen. Das medizinische Wissen wird als erweitert eingestuft, da unter anderem die Sauerstofftherapie, sowie das Durchführen eines Bodychecks, als auch die Reanimation von Kindern und Säuglingen, sowie die Versorgung von potenziellen Rückenmarksverletzungen in der Ausbildung gelehrt werden (Vgl. SLSA 2014b, S.3 ff.). Da es sich um eine Qualifikation handelt, welche für Freige-wässer gedacht ist, werden auch nur die entsprechenden Gefahren gelehrt. Konkret wären dies die Gebiete Inland und Küste. Da Australien mit eines der beliebtesten Länder für den Surfsport ist, steht die Hilfeleistung bei Unfällen dieser Art ebenfalls im Lehrplan. Weitere Maßnahmen zur Rettung bei anderen wasser-gebundenen Aktivitäten werden hier nicht genannt. Die Kommunikationsausbil-dung erfolgt in vollem Umfang und schließt somit eine Funkausbildung, sowie Schilder- und Flaggenkunde, als auch die non-verbale Kommunikation mit ein. In der Reanimationsausbildung wird die Reanimation unter Zuhilfenahme eines AED, sowie die Sauerstoffapplikation gelehrt. Somit wird die Ausbildung hier auch als erweitert gewertet. Ebenso werden bei den Rettungstechniken alle hier relevanten Aspekte thematisiert (vgl. SLSA 2014b, S.2 ff.).

In der zweiten Hauptkategorie „Routine" (2.) erhält das australische Wasserrettungssystem 10 Punkte. Wie in Großbritannien auch, liegt hier ein Mischsystem aus Haupt- und Ehrenamt vor. Die Beschäftigungszeiträume (2.2.) jedoch variieren. In Australien gibt es im Gegensatz zu Großbritannien auch Ganzjahreskräfte (vgl. ALS 2015). Daher gibt es hierfür und für das Beschäftigungsverhältnis (2.1.) jeweils vier Punkte, welche sich in beiden Unterkategorien aus dem Durchschnitt aller Möglichkeiten errechnen. Verpflichtende Fortbildungen (2.3.) müssen jährlich absolviert werden, daher werden hier zwei Punkte vergeben (vgl. SLSA 2018, S.6). In Australien sind keine regelmäßigen Rettungsübungen empfohlen oder vorgeschrieben. Deswegen gibt es hier keine Punkte.

Bei den körperlichen Anforderungen (3.) kommen die Australier auf sechs Punkte. Diese teilen sich in den einmaligen oder jährlichen Anforderungen (3.1.) auf zwei Punkte für das Schwimmen (3.1.1.) und vier Punkte für die weiteren Sportübungen (3.1.2.) auf (siehe Anhang 3). Für das Schwimmen wird hier eine Anforderung von 400 Meter in unter neun Minuten (vgl. SLSA 2014b, S.1) gestellt und für die weitere Sportübung wird hier eine Run-Swim-Run Übung gewertet. Hierbei müssen je 200 Meter in unter acht Minuten absolviert werden (vgl. SLSA 2014b, S.5). Dies bedeutet für Australien den dritten Rang in der schwimmerischen Anforderung und den ersten Rang in den weiteren Sportübungen. Das Ausüben regelmäßiger Fitness (3.2.) ist hier nicht vorgesehen. Daher werden null Punkte in dieser Unterkategorie vergeben.

4. Vergleich der Systeme

In diesem Kapitel erfolgt nun der Direktvergleich zwischen Deutschland und jedem der anderen Länder. Die für diesen Vergleich verwendeten Daten entstammen aus den Kapiteln 2 und 3 dieser Arbeit.

4.1. Vergleich Deutschland zu den USA

In einem direkten Vergleich zwischen dem deutschen und dem amerikanischen Wasserrettungspersonal zeigen sich einige deutliche Differenzen. Dass hier signifikante Unterschiede in der Professionalität bestehen zeigt sich vor allem bei der Betrachtung der Gesamtsummen des Bewertungsschemas. Während das deutsche System hier 21 Punkte (35%) erhält, so kommt das Amerikanische auf 48 (80%). Diese Differenz zeigt sich ebenso in allen drei Hauptkategorien.

Betrachtet man die Ausbildung (1.) so erreicht das amerikanische System 84% der hier möglichen Punkte, das Deutsche hingegen 42%. In den Unterkategorien setzt sich dieser Trend fort. In den Voraussetzungen ist lediglich ein geringer Unterschied in der Wertung des Alters festzustellen. In der Zusammensetzung der Ausbildungen und die damit verbundene Gesamtdauer (1.2.) wird die Differenz aber bereits sehr deutlich. Für das DRSA Silber sind zwei Kurse von je mindestens 16 Stunden erforderlich. Nach den USLA Guidelines sind allein für den wasserrettungsspezifischen Kurs 40 Stunden Ausbildung erforderlich. Da hier noch mindestens 21 Stunden Erste-Hilfe Schulung, ein CPR-Kurs und eine Taucherausbildung auf dem Basislevel hinzukommt, erhalten die USA hier drei Punkte und Deutschland einen. Im Bereich des theoretischen Wissens (1.3.) verdeutlichen sich ebenfalls die unterschiedlichen Ausbildungsstände. Der DRSA-Silber-Kurs kommt hier auf 50% und der Season-OWL-Kurs auf 92% der möglichen Punkte. Diese Differenz zeigt sich sowohl im Bereich der medizinischen Kenntnisse, als auch in der Hilfeleistung bei verschiedenen Wasseraktivitäten und vor allem bei der Kommunikationsausbildung. Bei der Gefahrenlehre hingegen kann das DRSA-Silber durch eine breitere Fächerung der Themengebiete mehr Punkte erzielen. In der Praxisausbildung (1.4.) werden dann aber wieder die Vorteile einer spezialisierten Ausbildung deutlich. Die USA erreichen hier 10 Punkte und Deutschland hingegen fünf. Dies liegt zum einen in den erweiterten Reanimationsmaßnahmen, welche in Deutschland erst in weiterführenden Ausbildungen vermittelt werden. Der wesentlichere Aspekt hier stellt jedoch der Umfang der praktischen Kenntnisse mit Rettungsgeräten dar. Hier behandelt der Season-OWL Kurs alle hier relevanten Themen, während für das DRSA-Silber in der Praxis lediglich die Rettung aus dem Wasser ohne Hilfsmittel eine Rolle spielt.

Die Routine (2.) stellt einen weiteren zentralen Aspekt der Professionalität dar. Hierbei lassen sich Rückschlüsse auf die Erfahrung in Realeinsätzen ziehen, welche aufgrund der veränderten Umstände immer eine andere Anforderung stellen, als die Übungen. Dennoch sind auch Übungen von immenser Wichtigkeit, damit das Personal vertraut im Umgang mit den Materialien und den Rettungstechniken ist. Hier zeigt sich eine erhebliche Differenz zwischen einem rein ehrenamtlichen und einem rein hauptamtlichen System. Während die USA in dieser Hauptkategorie 15 Punkte (83%) erreichen, kommt Deutschland auf fünf Punkte (28%). Den grundlegenden Unterschied macht hierbei das Beschäftigungsverhältnis und der damit einhergehende Beschäftigungszeitraum aus. Während das deutsche Personal hier auf insgesamt vier von 12 möglichen Punkten kommt, erreicht das Amerikanische 11. Des weiteren differieren die verpflichtenden Fortbildungen oder Erneuerungen für die jeweiligen Qualifikationen. Das DRSA-Silber muss, wie auch die benötigte Erste-Hilfe Schulung alle 2 Jahre erneuert werden, um am aktiven Dienst weiter teilnehmen zu können. Der Season-OWL muss eine jährliche Fortbildung von mindestens 16 Stunden absolvieren. Die USLA Guidelines stellen in diesem Vergleich die einzige Ausbildungsvorschrift dar, welche regelmäßige Rettungsübungen vorsieht. Diese sind täglich empfohlen. Daher sind die USA auch das einzige Land, welches hier Punkte erhält.

Um den Aufgaben eines Rettungsschwimmers gerecht zu werden, ist ein hohes Maß an körperlichen Anforderungen (3.) notwendig. Dies gilt besonders für den Wasserrettungsdienst, welcher an Küsten durchgeführt wird. Auch hier weißt das deutsche System im Vergleich zum Amerikanischen geringere Anforderungen auf. Die USA kommen auf sieben und Deutschland auf drei von 11 Punkten. Hier unterscheidet sich vor allem die schwimmerische Anforderung, welche zum Erwerb der Mindestqualifikation erforderlich ist. Diese ist für den Season-OWL deutlich höher, als für das DRSA in Silber. Während die USA hier mit 500 Meter in 10 Minuten den ersten Rang erhält, bekommt Deutschland mit 400 Meter in 15 Minuten den Vierten. Was die weiteren Sportübungen angeht, so ist die Anforderung an einen deutschen Rettungsschwimmer im Gesamtvergleich zwar relativ niedrig, wird aber in der Punktevergabe besser bewertet als die an einen amerikanischen Rettungsschwimmer. Grund hierfür ist, dass in der entsprechenden USLA

Leitlinie zwar ein Einstellungstest mit körperlichen Anforderungen vorgeschrieben, dieser aber nicht näher definiert ist (siehe Anhang 3). Im Bereich der regelmäßigen Fitness erhalten die USA als einziges Land Punkte, da hier im Gegensatz zu den anderen Ländern eine Empfehlung zu täglicher Fitness in den Zertifizierungsrichtlinien steht.

Somit zeigt der direkte Vergleich zwischen Deutschland und Amerika, dass Amerika eine deutlich höhere Professionalität im Bezug auf das an seinen Küsten tätige Wasserrettungspersonal aufweist. Dies zeigt sich nicht nur in der Gesamtwertung, sondern spiegelt sich auch in beinahe allen Haupt- und Unterkategorien wieder.

4.2. Vergleich Deutschland zu Großbritannien

Auch zwischen dem Vereinten Königreich und Deutschland besteht ein deutlich erkennbarer Unterschied in der Professionalität des Einsatzpersonals. Hier besteht eine Differenz von 14 Punkten in der Gesamtbetrachtung. Das bedeutet, dass Großbritannien auf insgesamt 58,3% der möglichen Punkte kommt. Im Vergleich dazu steht Deutschland mit 35,0%.

Auch hier ist bereits bei der Ausbildung (1.) ein Qualitätsunterschied erkennbar. So erhält die NVBLQ hier insgesamt 20 Punkte und das DRSA in Silber 13 von 31. In den Voraussetzungen (1.1.) für den Kurs liegt hierbei nur ein geringer Unterschied. Für beide Qualifikationen ist kein Schulabschluss erforderlich. Jedoch muss man für die britische Qualifikation mindestens 16 Jahre alt sein. Für das DRSA in Silber liegt das Mindestalter unter 16 Jahren. Einen deutlicherer Unterschied ist wieder bei der Gesamtdauer der Ausbildung (1.2.) festzustellen. Hier liegt die NVBLQ klar vorne, da sie hier auf über 60 Stunden kommt, wenn man alle erforderlichen Kurse berücksichtigt. Das deutsche Abzeichen liegt hier zwischen 20 und 40 Stunden. Die Theorieausbildung (1.3.) der britischen Qualifikation wird mit acht Punkten ebenfalls besser bewertet, als die deutsche mit sechs. Zum einen ist bei der NVBLQ die medizinische Anforderung auf dem erweiterten Level einzuordnen und zum anderen liegt sie im Bereich der Kommunikationsausbildung klar vorne. Das DRSA in Silber hingegen erzielt bei der Gefahrenlehre aufgrund der breiten Fächerung der Themengebiete die volle Punktzahl, wogegen die britische Qualifikation nur einen für die Lehre der Gefahren an Küsten erhält. Bei der Rettung bei Wasseraktivitäten werden beide Ausbildungen gleich bewertet. In der Praxisausbildung zeigt sich ein Unterschied vor allem in den Rettungstechniken. Hier erhält die NVBLQ drei von vier Punkten. Das einzige, was hier für den Unterricht ausgelassen wird, ist die Rettung mit einem Spnieboard, wohingegen in Deutschland nur die Rettung ohne Hilfsmittel relevant ist. In den medizinischen Aspekten gibt es keinen signifikanten Unterschied. Die Sauerstoffapplikation ist für die NVBLQ nur als ergänzender Inhalt empfohlen und ist somit nicht Gegenstand der Mindestqualifikation.

Im Bereich der Routine (2.) stellt sich ebenfalls wieder ein größerer Unterschied dar. Hierbei liegt die größte Differenz wieder in den Beschäftigungsverhältnissen (2.1.) und den Beschäftigungszeiträumen (2.2.). Das britische System erzielt an dieser Stelle sieben Punkte, das Deutsche hingegen vier. In Großbritannien gibt es jedoch auch für berufliche Lifeguards an den Küsten keine ganzjährliche, sondern nur eine saisonale Beschäftigungsform. Hinzu kommen ehrenamtliche Kräfte, welche die Hauptamtlichen unterstützen. Die verpflichtenden Fortbildungen sind im Vereinten Königreich jährlich erforderlich. In Deutschland erfolgt eine Erneuerung alle zwei Jahre. Regelmäßige Rettungsübungen werden in beiden Ländern nicht vorgeschrieben.

Bei den körperlichen Anforderungen (3.) erhält Großbritannien mit sechs Punkten die doppelte Punktzahl, wie Deutschland. Dies liegt vor allem an der erforderlichen schwimmerischen Leistung. Hier belegt Großbritannien mit 400 Meter in unter acht Minuten den zweiten Platz und Deutschland mit 400 Meter in unter 15 Minuten den Vierten. Bei den sonstigen Sportübungen steht der deutschen Run-Swim-Rum Übung eine deutlich komplexere Übung entgegen. Die britische Übung beinhaltet nicht nur den Run-Swim-Run Aspekt, sondern bindet noch zusätzlich eine Rettungsübung mit ein. Hier erhält Deutschland den dritten und das Vereinte Königreich den zweiten Platz. Die genaue Bewertung der Rangfolgen ist dem Anhang zu entnehmen (siehe Anhang 3). Regelmäßige Fitnessübungen sind in beiden Ländern nicht vorgesehen.

Ebenfalls in den Direktvergleich der beiden Länder einzubeziehen sind die Äquivalenztabellen der ILSF. Auch hier ist der Unterschied zwischen den Qualifikationen deutlich erkennbar. So entspricht das DRSA-Silber dem Standard des „International Lifesavers", wohingegen die NVBLQ dem „Beach Lifeguard" entspricht. Letzteres stellt hier die höherwertigere Qualifikation dar.

Auch der direkte Vergleich zwischen Deutschland und Großbritannien hat somit gezeigt, dass Deutschland die geringere Professionalität aufweist. Auch, wenn der Unterschied nicht so deutlich ist, wie der zu Amerika, bestehen die Hauptdifferenzen erneut in der Routine und im Stand der theoretischen und praktischen Ausbildung.

4.3. Vergleich Deutschland zu Australien

Die australische Gesamtwertung erreicht 60% der möglichen Punkte und ist damit auf einem ähnlichen Stand, wie das britische System. Zu Deutschland, das auf insgesamt 35% der möglichen Punkte kommt, besteht hier ein Unterschied von 15 Punkten in der Gesamtwertung

In den Voraussetzungen (1.1.) der Ausbildung (1.) ist das DRSA in Silber mir dem Bronze Medallion der SLSA punktgleich. Für beide Kurse ist kein Schulabschluss erforderlich und man kann sie mit unter 16 Jahren abschließen. Was die Gesamtdauer der Ausbildung (1.2.) kann das australische System hier nicht eindeutig bewertet werden, da keine Zeitvorgabe existiert. Die Ausbildung erfolgt im jeweiligen Club und ist nur für Mitglieder der SLSA zugänglich. Die Erteilung des Zertifikates erfolgt, wenn der jeweils zuständige Prüfer den Anwärter in allen Ausbildungsbereichen als kompetent bewertet. Somit liegt das deutsche System hier mit einem Punkt vor dem Australischen. In der Theorieausbildung (1.3.) liegen die Australier dann aber klar vor den Deutschen. Hier erreicht das Bronze Medallion der SLSA neun und das DRSA in Silber sechs von 12 Punkten. Diese Differenz kommt vor allem von der unterschiedlichen Wertung im Bereich der Kommunikationsausbildung, welche in Deutschland kein Teil der Ausbildung ist. Des weiteren hat Australien einen höheren Standard in der medizinischen Ausbildung. Bei der Gefahrenlehre zeigt sich auch hier, dass es sich bei dem Bronze Medallion um eine spezialisierte Ausbildung handelt. Hier werden zwei Punkte vergeben. Im Vergleich bekommt das DRSA-Silber hier drei Punkte. Im Bereich der Rettung bei Wasseraktivitäten erhalten beide Qualifikationen je einen Punkt. Eine sehr deutliche Differenz besteht hier zwischen den praktischen Ausbildungen (1.4.). Australien erhält hier mit insgesamt zehn Punkten eine doppelt so gute Bewertung, wie Deutschland. Zum einen erfolgt im Rahmen des Bronze Medallions eine erweiterte Reanimationsausbildung mit Sauerstoffapplikation und AED und eine voll umfängliche Ausbildung mit den verschiedenen Rettungsgeräten. Für das DRSA-Silber hingegen ist lediglich eine Reanimation mit AED im Rahmen des EH-Kurses, sowie eine einfache schwimmerische Rettung ohne Hilfsmittel in dem Rettungsschwimmkurs vorgesehen.

Die Routine (2.) des australischen Systems wird ebenfalls deutlich besser bewertet, als die des deutschen Systems. Auch hier liegt der Hauptgrund wieder darin, dass es in Deutschland keine hauptberuflichen Rettungsschwimmer in Küstenbereichen gibt. Da es in Australien ein Mischsystem gibt, wo Ehrenamtliche die hauptberuflichen Kräfte unterstützen, werden hier für das Beschäftigungsverhältnis (2.1.), sowie für den Beschäftigungszeitraum (2.2.) jeweils vier Punkte vergeben. Im Gegensatz zu dem britischen System gibt es hier jedoch auch Ganzjahreskräfte. In diesen beiden zentralen Unterkategorien erhält Deutschland somit halb so viele Punkte, wie Australien. Die verpflichtenden Fortbildungen (2.3.) erfolgen hier ebenfalls jährlich und nicht wie in Deutschland alle zwei Jahre. Regelmäßige Rettungsübungen (2.4.) sind aber auch in diesem Direktvergleich bei beiden Systemen nicht vorgesehen.

Die körperlichen Anforderungen (3.) an einen australischen Rettungsschwimmer sind ebenfalls deutlich höher. In der Bewertung erhält Australien auch hier mit sechs Punkten eine doppelt so gute Wertung, wie Deutschland. Bei den schwimmerischen Anforderungen sind die beiden Länder zwar auf den letzten beiden Plätzen, dennoch besteht aber ein signifikanter Unterschied. Während der Anwärter auf das Bronze Medallion der SLSA 400 Meter in unter neun Minuten schwimmen muss, hat der Anwärter auf das DRSA in Silber hierfür 15 Minuten Zeit. Für die weitere Sportübung steht hier ein Direktvergleich zwischen zwei Run-Swim-Run Übungen an. Es gilbt in beiden Fällen die Zeitgrenze von acht Minuten. Jedoch muss ein australischer Rettungsschwimmer in dieser Zeit jeweils doppelt so viel Strecke laufen (siehe Anhang 3). Eine Vorgabe für regelmäßige Fitnessübungen besteht auch hier bei beiden Systemen nicht.

Auch für den Direktvergleich zwischen Deutschland und Australien können die Äquivalenztabellen der ILSF betrachtet werden. Hierbei stellt sich ebenfalls der Unterschied zwischen „International Lifesaver" und dem „Beach Lifeguard" heraus (vgl. ILSF 2011 & ILSF 2004).

Somit wird in diesem Direktvergleich deutlich, dass Deutschlands Wasserrettungssystem in Küstengebieten in der Professionalität nicht dem Standard von Australien entspricht. Die Differenzen in den Wertungen der Unterkategorien 1.3, 1.4, 2.1 und 2.2 sind hier erneut sehr groß. Was jedoch die Gesamtwertung des australischen Systems gegenüber den anderen Ländern reduziert hat, ist die Tatsache einer nicht existierenden Zeitvorgabe für die Gesamtausbildungsdauer.

5. Diskussion

Betrachtet man nun die Bewertungen des deutschen Systems im Vergleich zu allen anderen, so fällt auf, dass der deutsche Rettungsschwimmer in allen drei Hauptkategorien schlechter bewertet wird, als die der anderen Länder. Der Grund hierfür lässt sich aus der eher allgemein gehaltenen Strukturierung der Lerninhalte, sowie aus den rein ehrenamtlichen Beschäftigungsverhältnissen herleiten.

Im Hinblick auf die Ausbildung bestehen die Defizite vor allem in den Bereichen Kommunikation und dem praktischen Umgang mit Rettungsgeräten. Dies kommt daher, dass die DRSA-Silber Qualifikation in Deutschland als Mindestqualifikation für den Wasserrettungsdienst in allen Bereichen gilt. Das bedeutet, sowohl, wer als geringfügig Beschäftigter in einem Schwimmbad aushilft, als auch, wer ehrenamtlichen Wasserrettungsdienst an Nord- und Ostseeküste durchführt. Gerade die Kommunikation stellt einen zentralen Aspekt der Professionalität der Wasserrettung an der Küste dar. Hier sieht sich das Personal häufig mit weiten Kommunikationswegen und anderen erschwerenden Bedingungen konfrontiert. Hier erleichtern standardisierte Methoden, wie z.B. der Sprechfunk den alltäglichen Dienstablauf und dienen einer reibungsloseren Verständigung. Dies trifft auch auf die non-verbale Kommunikation zu. So existieren in Australien einheitliche Signale, welche bei Wasserrettungen z.B. als Rückmeldung an das Personal an Land gegeben werden. So können die Einsatzkräfte an Land bereits während der Rettung entsprechende Maßnahmen zur weiteren Patientenversorgung vorbereiten. Auch der Einsatz von Rettungsgeräten bringt für die Menschenrettung aus dem Wasser erhebliche Vorteile. So dienen diese im Falle des Surf-Rettungsboards vor allem der schnelleren Fortbewegung im Wasser, als auch einer besseren Rettung des Verunfallten. Aber auch die einfacheren Rettungsgeräte, wie beispielsweise der Gurtretter, bringen bereits erhebliche Vorteile mit sich. So dienen die Geräte auch der Abstandswahrung zu einem Patienten, welcher möglicherweise in Panik geraten ist. Hierbei entsteht für den Rettungsschwimmer die Gefahr, durch den Verunfallten umklammert und mit unter Wasser gezogen zu werden. Somit sind diese nicht nur für den Patienten vorteilhaft, sondern stellen einen wesentlichen Teil des Eigenschutzes für das Einsatzpersonal dar (vgl. Künneth/ Vorderauer/ Fischer 2017, S.360 f.). Vorteilhaft an der wenig spezialisierten DRSA-Silber Qualifikation ist, dass ein breit gefächertes Wissen über die unterschiedlichen aquatischen Umgebungen besteht. Es werden nicht nur Kennt-

nisse über Gefahren an Küsten, sondern auch an Flüssen, Seen und Schwimmbädern vermittelt.

Um in einer Tätigkeit professionell aufzutreten ist es wichtig, Erfahrung und
Routine zu haben. Grade im Bereich der Wasserrettung wirken während eines
Realeinsatzes andere Umstände auf den Rettungsschwimmer ein, welche den
Einsatz im Vergleich zu einer Übung deutlich erschweren. Wie beispielsweise ein
Patient reagiert, der tatsächlich Todesangst hat, oder auch welche psychologi-
schen Einflüsse in dem Moment auf den Retter einwirken, lässt sich in einer
Übung nur sehr schwer nachstellen. Daher ist im Bereich der Routine nicht nur
wichtig, dass man ein gewisses Maß an Arbeitserfahrung aufweist, sondern auch
in regelmäßigen Übungen und Fortbildungen den Umgang mit dem Material,
sowie die Anwendung der Rettungstechniken trainiert. Das Personal sollte dies so
regelmäßig, wie möglich üben, damit wenigstens die planbaren Faktoren einer
Rettung reibungslos funktionieren. Konkret ist hier am deutschen System zu
kritisieren, dass die hier tätigen Rettungsschwimmer rein ehrenamtlich beschäftigt
sind und daher nur wenige Wochen pro Jahr im aktiven Wasserrettungsdienst tätig
sind. Ein routinierter Ablauf von Realeinsätzen ist somit nicht gewährleistet. Dies
hat auch zur Folge, dass die Rotation des Personals erhöht ist und sich somit
Teams oft nicht richtig aufeinander einarbeiten können.

Eine sehr gute körperliche Fitness ist die Grundvoraussetzung für jeden Rettungsschwimmer. Dieser muss nicht nur selbst schwimmen können, sondern auch
Patienten, welche im Falle einer Bewusstlosigkeit über keinerlei Körperspannung
mehr verfügen transportieren können. Zudem sehen sie sich im praktischen
Einsatz mit Strömungen konfrontiert. Hinzu kommt, dass ein Rettungsschwimmer
nicht immer direkt an der Wasserkante postiert ist. Dies bedeutet, dass er auch
eine gewisse Strecke durch den Sand rennen muss, bevor er überhaupt mit einer
schwimmerischen Rettung beginnen kann. Vergleicht man die körperlichen
Anforderungen an einen deutschen Rettungsschwimmer mit den an einen der
anderen Länder, so stellt man auch hier einen deutlich geringeren Standard fest.
Dies betrifft vor allem die zentrale Disziplin eins Rettungsschwimmers; das
Schwimmen selbst. Hier liegen die Anforderungen an einen DRSA-Silber Anwärter
deutlich unter den der anderen Qualifikationen aus diesem Bewertungsschema.
Auch die sonstigen körperlichen Anforderungen liegen unter dem Durchschnitt
dieses Vergleichs.

Was die nüchterne Betrachtung des Bewertungsschemas angeht, erhält Deutschland zwar eine relativ schlechte Wertung, jedoch muss in die Gesamtbetrachtung unter anderem auch die Relevanz des Themas in den einzelnen Ländern einfließen. Hier sind vor allem die statistischen Erhebungen zu nennen. So sind laut DLRG in Deutschland in 2017 404 Menschen ertrunken. Davon 28 im Bereich von Küsten, was in etwa einem Anteil 6,9% entspricht (vgl. DLRG 2018a S.21). In Großbritannien stellt das Ertrinken an der Küste hingegen mit 68 Todesfälle in 2017 die Hauptursache für nicht-suizidales Ertrinken dar (vgl. NWSF 2018). In Australien beläuft sich diese Zahl auf 116 Todesfälle in Küsten- oder Ozeanbereichen (vgl. SLSA 2017, S.2).

Als Konsequenz dieser Arbeit lässt sich folgern, dass das deutsche Wasserrettungssystem in einigen Aspekten verbessert werden muss, um dem internationalen Standard zu entsprechen. Als gut umsetzbare Angleichung könnten zunächst die Mindestvoraussetzungen für den aktiven ZWRD-K angepasst werden. Hier ließe sich z.B. eine verpflichtende Fortbildung im Bereich Wasserrettung an der Küste etablieren, welche vor allem die theoretischen Aspekte der Kommunikation, sowie eine vertiefende praktische Schulung im Umgang mit Rettungsgeräten beinhaltet. Hierzu könnte beispielsweise das Aufbaumodul „Einsatz in Küstengewässern" dienen, welches ein Teil der „Basisausbildung Einsatzdienste" ist (vgl. DLRG 2018c, S.11). Auch die Ausbildung zum „DLRG-Sprechfunker" sollte eine Grundvoraussetzung darstellen (vgl. DLRG 2015b, S.8). Konsequenter hingegen wäre es, direkt die FA WRD als verpflichtende Qualifikation einzuführen, um die Defizite in der Ausbildung anzugleichen. Um den Bereich der körperlichen Anforderungen anzupassen könnte das Niveau der jährlichen Tauglichkeitsprüfung (vgl. DLRG 2018c, S.12) heraufgesetzt werden. So sollte zum einen die Anforderung der Run-Swim-Run Übung nach australischem Vorbild (Vgl. Kap. 4.3.) heraufgesetzt werden. Zum anderen sollte der rein schwimmerische Aspekt ein Teil dieser Prüfung sein. Hier wäre z.B. eine Leistung von 400 Metern in unter 10 Minuten angemessener, als die aktuelle Anforderung des DRSA-Silber.

Um die Professionalität des deutschen Systems jedoch langfristig zu steigern ist ein tiefergehendes Umdenken in der Gesamtstruktur erforderlich. Ein zukunftsorientiertes Konzept wäre eines, welches den Einsatz von beruflichen Rettungsschwimmern in kommunalem Anstellungsverhältnis vorsieht. Die Umsetzung dessen dürfte in Deutschland jedoch aufgrund der etablierten Strukturen schwierig werden. Als erster zentraler Schritt hierzu wäre eine klare Zuweisung rechtlicher

Verantwortlichkeiten notwendig. Dies könnte beispielsweise in den Landesrettungsdienstgesetzen der Küstenländer einheitlich festgelegt werden. Des weiteren müssten zentrale Fragen, wie die praktische Durchführung unter Beteiligung der DLRG und der DRK WaWa, die konkreten Qualifikationsanforderungen an die beruflichen Rettungsschwimmer, sowie die Finanzierung dieses Systems geklärt werden. Da sich in Deutschland der Tourismus an den Stränden aufgrund der unterschiedlichen Wetterbedingungen in den Jahreszeiten eher auf die Sommermonate konzentriert, wäre eine Einstellung von Ganzjahreskräften eher unpraktikabel. Hier müsste also auch ein Konzept erstellt werden, welches die Aufgabenzuteilung und das Beschäftigungsverhältnis der beruflichen Rettungsschwimmer so definiert, dass die Ausübung dieser Tätigkeit auch eine gewisse Attraktivität für den Arbeitnehmer darstellt. Hier könnten beispielsweise saisonale Beschäftigungsverhältnisse angemessen sein, welche auch in Großbritannien existieren.

6. Schlussbetrachtung

6.1 Resümee

In dieser Arbeit konnte gezeigt werden, dass das deutsche Wasserrettungssystem im Bezug auf das eingesetzte Wasserrettungspersonal in Küstenregionen eine geringere Professionalität aufweist, als die Länder USA, Großbritannien und Australien. Dies liegt vor allem darin begründet, dass das deutsche System rein ehrenamtlich strukturiert ist und somit das Einsatzpersonal eine geringere Routine in seinem Tätigkeitsfeld aufweist. Zudem stellt die Mindestqualifikation, welche erforderlich ist, um in Deutschland eigenverantwortlich Wasserrettungsdienst durchzuführen deutlich geringere Anforderungen als die der anderen Länder. Dies zeigt sich vor allem in den Bereichen des praktischen Umgangs mit Rettungsgeräten, sowie der Kommunikationsausbildung. Hierbei wird in besonderem Maße deutlich, dass es sich bei dem DRSA Silber um eine Basisqualifikation handelt, welche nicht über eine Grundlagenschulung hinausgeht. Somit erscheint sie als Mindestqualifikation für den eigenverantwortlichen ZWRD-K ungeeignet. Aber auch bei den körperlichen Anforderungen bestehen deutliche Differenzen zu den anderen Ländern. Ist also eine Verbesserung des deutschen Systems gewünscht, so können kurzfristig gesehen die Anforderungen an die Qualifikation, sowie an die körperliche Fitness des Personals angehoben werden. Langfristig wäre jedoch eine Anpassung des gesamten Systems unter Einbindung beruflicher Rettungsschwimmer erforderlich, um den internationalen Standards zu entsprechen.

6.2 Beantwortung der Fragestellung

Als Konsequenz der Auswertung des Bewertungsschemas ergibt sich eine Bestätigung der in Abschnitt 1.3 formulierten Forschungshypothese. Dies wird in der Betrachtung der Gesamtwertungen der einzelnen Länder deutlich. Deutschland erhält hier 35%, die USA 80% , Großbritannien 58,3% und Australien 60% der möglichen Punkte.

6.3 Ausblick

Weiterführend zu dieser Arbeit kann eine Gesamtanalyse der Wasserrettungssysteme erfolgen. Diese kann Aspekte der weiterführenden Qualifikationen, sowie der Organisationsstruktur mit ihren Qualitätsmanagement und Risk Assessment Konzepten beinhalten, welche hier nicht Gegenstand des zentralen Bewertungsschemas sind.

Literaturverzeichnis

1. Australian Lifeguard Service 2015, Homepage – What is the Australian
    Lifeguard Service
    URL: https://lifeguards.com.au/
    Stand: 02.08.2018

2. Australian Professional Ocean Lifeguard Association Inc 2018a, Homepage –
    Membership
    URL: http://apola.com.au/about-apola/membership/
    Stand: 02.08.2018

3. Australian Professional Ocean Lifeguard Association Inc 2018b, Homepage –
    About APOLA
    URL: http://apola.com.au/about-apola/
    Stand: 02.08.2018

4. Australian Professional Ocean Lifeguard Association Inc 2015, POL Award
    Levels 1-4 2015
    PDF-Dokument
    URL: http://apola.com.au/wp-content/uploads/2014/05/POL-Award-Levels-1-4-
    2015.pdf
    Download: 30.08.2018

5. Bundesarbeitsgemeinschaft Erste Hilfe 2009, Gemeinsame Grundsätze für die
    Aus- und Fortbildung in Erster Hilfe
    PDF-Dokument
    URL: https://www.bageh.de/application/files/3515/1058/5424/BAGEH_GO-
    01_1.pdf
    Download: 30.08.2018

6. Bayerisches Rettungsdienstgesetz, Artikel 18, Fassung vom 22.07.2008
    URL: http://www.gesetze-bayern.de/Content/Document/BayRDG-18
    Stand: 26.03.2018

7. Central Intelligence Agency 2018, Homepage – the world factbook
    URL: https://www.cia.gov/library/publications/the-world-
    factbook/fields/2060.html#23
    Stand: 10.08.2018

8. Commonwealth of Australia 2013, überarbeitet 2018, Homepage –
    Details PUA12
    URL: https://training.gov.au/Training/Details/PUA12
    Download: 03.08.2018

9. Commonwealth of Australia 2013, Certificate II in Public Safety (Aquatic Rescue)
    PDF-Dokument
    URL: https://training.gov.au/TrainingComponentFiles/PUA12/PUA21012_R3.pdf
    Download: 30.08.2018

10. Commonwealth of Australia 2012a, Certificate III in Public Safety (Aquatic Search and Rescue)
    PDF-Dokument
    URL: https://training.gov.au/TrainingComponentFiles/PUA00/PUA31310_R1.pdf
    Download: 30.08.2018

11. Commonwealth of Australia 2012b, Certificate IV in Public Safety (Aquatic Search and Rescue Management)
    PDF-Dokument
    URL: https://training.gov.au/TrainingComponentFiles/PUA12/PUA42612_R2.pdf
    Download: 30.08.2018

12. Deutsche Lebens-Rettungs-Gesellschaft e.V. 2018a, Jahresbericht 2017
    PDF-Dokument
    URL: https://www.dlrg.de/fileadmin/user_upload/DLRG.de/Fuer-Mitglieder/Verbandskommunikation/Publikationen/20180606_Jahresbericht_2017_Internet.pdf
    Download: 30.08.2018

13. Deutsche Lebens-Rettungs-Gesellschaft e.V. 2018b, Homepage - Selbstverständnis
    URL: https://www.dlrg.de/die-dlrg/selbstverstaendnis/kurzdarstellung.html
    Download: 11.08.2018

14. Deutsche Lebens-Rettungs-Gesellschaft e.V. 2018c, Prüfungsordnung Wasserrettungsdienst
    PDF-Dokument
    URL: https://www.dlrg.de/fileadmin/user_upload/DLRG.de/Fuer-Mitglieder/Einsatz/Pruefungsordnungen/11401204_PO_WRD_2018_internet.pdf
    Download: 30.08.2018

15. Deutsche Lebens-Rettungs-Gesellschaft e.V. 2018d, Homepage – FAQ
    https://www.dlrg.de/fuer-mitglieder/ausbildung/faq.html
    Stand: 12.08.2018

16. Deutsche Lebens-Rettungs-Gesellschaft e.V. 2018e, Homepage – Voraussetzungen für eine Bewerbung
    URL: https://www.dlrg.de/retten/wasserrettungsdienst/zwrdk/bewerbung.html
    Download: 11.08.2018

17. Deutsche Lebens-Rettungs-Gesellschaft e.V. 2018f, Homepage – Einsatzzeiten
    URL: https://www.dlrg.de/retten/wasserrettungsdienst/zwrdk/einsatzzeit.html
    Download: 11.08.2018

18. Deutsche Lebens-Rettungs-Gesellschaft e.V. 2015a, Deutsche Prüfungsord-
    nung Schwimmen/ Rettungsschwimmen
    PDF-Dokument
    URL: https://www.dlrg.de/fileadmin/user_upload/DLRG.de/Fuer-
    Mitglieder/Ausbildung/Downloads/Deutsche_Pruefungsordnung_
    Schwimmen_Rettungsschwimmen.pdf
    Download: 30.08.2018

19. Deutsche Lebens-Rettungs-Gesellschaft e.V. 2015b, Prüfungsordnung
    Sprechfunk
    PDF-Dokument
    URL: https://wickrath.dlrg.de/fileadmin/groups/9150030/PDF/
    Pruefungsordnung_Sprechfunk.pdf
    Download: 30.08.2018

20. Deutsches Rotes Kreuz Wasserwacht o.J., Homepage – Wasserwacht des DRK
    URL: https://www.drk.de/mitwirken/der-mensch-im-mittelpunkt-ehrenamt-beim-
    drk/die-wasserwachtdes-drk/
    Stand:11.08.2018

21. International Life Saving Federation of Europe 2005, Safety on European
    Beaches
    PDF-Dokument
    URL: https://europe.ilsf.org/sites/europe.ilsf.org/files/Safety.pdf
    Download: 30.08.2018

22. International Life Saving Federation 2011, Equivalency Table: Germany
    PDF-Dokument
    URL: https://www.ilsf.org/sites/ilsf.org/files/Certification/EquivalencyTables/
    2018%20Equivalence%20- %20Germany.pdf
    Download: 30.08.2018

23. International Life Saving Federation 1998, überarbeitet 2015, Equivalency Table:
    United Kingdom
    PDF-Dokument
    URL: https://www.ilsf.org/sites/ilsf.org/files/Certification/EquivalencyTables/
    2018%20Equivalence%20-%20United   %20Kingdom%20Royal.pdf
    Download: 30.08.2018

24. International Life Saving Federation 2004, Equivalency Table: Australia - Surf
    PDF-Dokument
    URL: https://www.ilsf.org/sites/ilsf.org/files/Certification/EquivalencyTables/
    2018%20Equivalence%20- %20Australia%20Surf.pdf
    Download: 30.08.2018

25. International Life Saving Federation 2002, überarbeitet 2005, Equivalency Table: Australia - Royal
PDF-Dokument
URL: https://www.ilsf.org/sites/ilsf.org/files/Certification/EquivalencyTables/2018%20Equivalence%20-%20Australia%20Royal.pdf
Download: 30.08.2018

26. Künneth/ Vorderauer/ Fischer 2017, Taschenbuch für Wasserretter, 4. Auflage
Herausgeber: Deutsche Lebens-Rettungs-Gesellschaft e.V. – Präsidium
Im Niedernfeld 2, 31542 Bad Nenndorf

27. McCloy/ Dodson 1981, Guidelines for Establishing Open-Water Recreational Beach Standards
PDF-Dokument
URL: http://arc.usla.org/PublicInfo/library/Guidelines_for_Establishing_Open-Water_Recreational_Beach_Standards_AUG81.pdf
Download: 30.08.2018

28. Minesto o.J., Homepage – Ocean Energy
https://minesto.com/ocean-energy
Srtand: 04.05.2018

29. Nautisches.com 2018, Homepage – Verschiebung Tiden
http://www.nautisches.com/index.php?id=verschiebung_tiden
Stand: 04.05.2018

30. National Water Safety Forum 2018, Homepage – Latest figures from the National Water Safety Forum (...)
URL: https://nationalwatersafety.wordpress.com/2018/05/04/latest-figures-from-the-national-watersafety-forum-show-that-255-people-lost-their-lives-in-accidental-drownings-in-the-uk-in-2017/
Stand: 20.08.2018

31. National Water Safety Forum 2016, Drowning Prevention Strategy 2016-2026
PDF-Dokument
URL: http://www.nationalwatersafety.org.uk/strategy/info/uk-drowning-prevention-strategy.pdf
Download: 30.08.2018

32. Royal Life Saving Society United Kingdom o.J.a, Homepage – Beach Safety
URL: https://rlss.org.uk/water-safety/water-safety/water-safety-at-the-beach/
Stand: 10.08.2018

33. Royal Life Saving Society United Kingdom o.J.b, Homepage – NVBLQ
URL: https://rlss.org.uk/professional-qualifications/lifeguarding/national-beach-lifeguard-qualification/
Download: 10.08.2018

34. Royal Life Saving Society United Kingdom o.J.c, NVBLQ – Guidance and Syllabus
PDF-Dokument, auf Anfrage via E-Mail zugesendet bekommen
E-Mail Adresse: DebbieWeston@iql.org.uk
Datum: 21.08.2018

35. Royal Life Saving Society United Kingdom o.J.d, Homepage – NPLQ
URL: https://rlss.org.uk/professional-qualifications/national-pool-lifeguard-qualification/
Stand: 20.08.2018

36. Royal Life Saving Society United Kingdom 2017, Annual Report & Accounts 2016
PDF-Dokument
URL: https://www.rlss.org.uk/wp-content/uploads/2017/06/00261_RLSS-UK-Annual-Report-2017_Proof4.-090617.pdf
Download: 30.08.2018

37. Royal Life Saving Society – Australia o.J.a, Homepage – Becoming a Lifeguard
URL: https://www.royallifesaving.com.au/aquatic-centres/pool-lifeguards/lifeguarding-careers/becominga- lifeguard
Stand: 02.08.2018

38. Royal Life Saving Society – Australia o.J.b, Homepage – Bronze Medallion
URL: https://www.royallifesaving.com.au/aquatic-centres/swim-schools-and-teachers/lifesaving/bronzemedallion
Stand: 02.08.2018

39. Royal Life Saving Society – Australia 2017, National Drowning Report 2017
PDF-Dokument
URL: https://www.royallifesaving.com.au/__data/assets/pdf_file/0010/20260/RLS_NDR2017_ReportLR.pdf
Download: 30.08.2018

40. Royal National Lifeboat Institution o.J.a, Homepage – being a lifeguard
URL: https://summerjobs.rnli.org/lifeguards/being-a-lifeguard
Stand:09.08.2018

41. Royal National Lifeboat Institution o.J.b, Homepage – FAQs
URL: https://summerjobs.rnli.org/lifeguards/faqs
Stand: 10.08.2018

42. Royal National Lifeboat Institution o.J.c, Homepage – qualificatons
URL: https://summerjobs.rnli.org/lifeguards/qualifications
Stand: 09.08.2018

43. Surf Life Saving Great Britain 2018a, Homepage – Surf Lifesaving Pathway
URL: http://www.slsgb.org.uk/life-saving/
Stand: 11.08.2018

44. Surf Life Saving Great Britain 2018b, Award Specification - NVBLQ
    PDF-Dokument
    URL: http://www.slsgb.org.uk/wp-content/uploads/2016/03/ED5-NVBLQ-Award-
    Specification-V2-2018.pdf
    Download: 30.08.2018

45. Surf Life Saving Great Britain 2018c, Award Specification – Level 2 Intermediate
    First Aider
    PDF-Dokument
    URL: http://www.slsgb.org.uk/wp-content/uploads/2018/03/ED12B-Level-2-
    Intermediate-First-Aider-Award-Spec-V3-2018.pdf
    Download: 30.08.2018

46. Surf Life Saving Great Britain 2018d, Award Specification – Surf Lifeguard
    PDF-Dokument
    URL: http://www.slsgb.org.uk/wp-content/uploads/2016/03/ED4-SLG-Award-
    Spec-V4-2018.pdf
    Download: 30.08.2018

47. Surf Life Saving Great Britain 2017, Award Specification – Level 1 Emergency
    First Aider
    PDF-Dokument
    URL: http://www.slsgb.org.uk/wp-content/uploads/2018/03/ED12A-Level-1-
    Emergency-First-Aider-Award-Spec-V4-2018.pdf
    Download: 30.08.2018

48. Surf Life Saving Australia 2017, National Coastal Safety Report 2017
    PDF-Dokument, auf Anfrage via E-Mail zugesendet bekommen
    E-Mail Adresse: Ngonzaga@slsa.asn.au
    Datum: 30.07.2018

49. Surf Life Saving Australia 2015, Homepage – About us/ History
    URL: https://sls.com.au/about-us/#SLShistory
    Stand: 02.08.2018

50. Surf Life Saving Australia 2014a, Bronze Medallion Learner Guide
    PDF-Dokument
    URL: http://nowraculburraslsc.asn.au/wp-content/uploads/2014/02/Learner-
    Guide-Bronze-Medallion.pdf
    Download: 30.08.2018

51. Surf Life Saving Australia 2014b, Bronze Medallion Award Syllabus
    PDF-Dokument
    URL: http://surflifesaving.net.au/media/Education%20Docs/Course%20
    Syllabus%20(Bronze%20Medallion).pdf
    Download: 30.08.2018

52. Surf Life Saving Australia 2012, Bronze Medallion Learning and Assessment Guide
PDF-Dokument
URL: http://www.slslnc.org.au/attachments/article/25/00004009-docsource.pdf
Download: 30.08.2018

53. Surf Life Saving Australia 2018, Skills Maintenance (Proficiency Check) Requirements for 2018/19 Season
PDF-Dokument
Download: 21.08.2018

54. The American Dream US Greencard Service GmbH o.J., Homepage –
Schulsystem USA vs Deutschland
URL: https://www.info-usa.de/schulsystem-usa-vs-deutschland-e28093-der-vergleich/
Stand: 11.08.2018

55. United States Lifesaveing Association o.J.a, statistics public
URL: http://arc.usla.org/Statistics/public.asp
Stand: 28.06.2018

56. United States Lifesaveing Association o.J.b, Homepage – Rip Currents
URL: https://www.usla.org/page/RIPCURRENTS
Stand: 11.08.2018

57. United States Lifesaveing Association 1997, überarbeitet 2017, Open Water Lifeguard Agency Certification
PDF-Dokument
URL: https://cdn.ymaws.com/www.usla.org/resource/resmgr/docs/USLA_Guideline_001_Certifica.pdf
Download: 30.08.2018

58. United States Lifesaveing Association 1996, überarbeitet 2018, Guideline 002 Training & Standards of Aquatic Rescue Response Teams
PDF-Dokument
URL: https://cdn.ymaws.com/www.usla.org/resource/resmgr/guidelines/USLA_Guideline_002_Certifica.pdf
Download: 30.08.2018

Anhang

Anhang 1: Bewertungsschema

Kategorie	mögliche Punkte
1. Ausbildung	31
1.1. Voraussetzungen	6
1.1.1. Schulabschluss	3
- *ab 12 Jahre*	3
- *ab 10 Jahre*	2
- *< 10 Jahre*	1
- *keine Angabe*	0
1.1.2. Alter	3
- *ab 18 Jahren*	3
- *ab 16 Jahren*	2
- *< 16 Jahre*	1
1.2. Gesamtdauer der Ausbildung	3
- ab 60 Stunden	3
- ab 40 Stunden	2
- ab 20 Stunden	1
- < 20 Stunden/ keine Angabe	0
1.3. Theorieausbildung	12
1.3.1. medizinisches Wissen	3
- erweitert (Stand entspricht ~Sanitäter)	3
- einfach (Stand entspricht ~Ersthelfer)	2
- minimal (nur beiläufige Erwähnung)	1
- kene Angabe	0
1.3.2. Gefahrenlehre (1 Punkt pro Erwähnung)	3
- Inland	1
- Pool	1
- Küste	1
1.3.3. Rettung bei Wasseraktivitäten (1 Punkt pro Erwähnung)	3
- Notfälle bei Gerätetauchern	1
- Kleinbootunfälle	1
- Surfunfälle	1
1.3.4. Kommunikationsausbldung (1 Punkt pro Erwähnung)	3
- Funkausbildung	1
- non-verbale Signale	1
- Schilder/ Flaggen/ etc.	1
1.4. Praxisausbildung	10
1.4.1. medizinische Aspekte	6
- CPR + AED + erweiterte Maßnahmen	6
- CPR + AED	4
- nur CPR	2
- keine Angabe	0
1.4.2. Rettungstechniken (1 Punkt pro Erwähnung)	4
- Spineboard oder "spinal care"	1
- Surf-Rettungsbrett	1
- Standardrettungsgeräte	1
- ohne Rettungsgeräte	1

2. Routine		18
2.1. Beschäftigungsverhältnis		6
	- hauptamtlich	6
	- hauptamtlich & ehrenamtlich	4
	- ehrenamtlich	2
2.2. Beschäftigungszeitraum		6
	- ganzes Jahr	6
	- Teilzeit/ Saison	4
	- wenige Wochen/ Tage pro Jahr	2
2.3. verpflichtende Fortbildungen		3
	- ab 20 Stunden/Jahr	3
	- Schulung jedes Jahr	2
	- Schulung alle 2 Jahre und seltener	1
	- keine Angabe	0
2.4. regelmäßige Rettungsübungen		3
	- täglich vorgeschrieben	3
	- täglich empfohlen	2
	- allgemein empfohlen	1
	- keine Angabe	0
3. körperliche Anforderungen		11
3.1. einmalige oder jährliche Anforderungen		8
3.1.1. Schwimmen (Rangfolge)		4
	- höchste Anforderung	4
	- zweithöchste Anforderung	3
	- dritthöchste Anforderung	2
	- vierthöchste Anforderung oder unkonkrete Angabe	1
	- keine Angabe	0
3.1.2. weitere Sportübungen (Rangfolge)		4
	- höchste Anforderung	4
	- zweithöchste Anforderung	3
	- dritthöchste Anforderung	2
	- vierthöchste Anforderung oder unkonkrete Angabe	1
	- keine Angabe	0
3.2. regelmäßige Fitness		3
	- täglich vorgeschrieben	3
	- täglich empfohlen	2
	- allgemein empfohlen	1
	- keine Angabe	0

Summe: 60

Anhang 2: Bewertung der Länder

GER DRSA Silber DLRG	USA Season OWL USLA	GBR NVBLQ RLSS UK	AUS Bronze Medallion SLS A	
13	26	20	20	1.
1	2	2	1	1.1.
0	0	0	0	1.1.1.
X	X	X	X	
1	2	2	1	1.1.2.
	X	X		
X			X	
1	3	3	0	1.2.
	X	X		
X				
			X	
6	11	8	9	1.3.
2	3	3	3	1.3.1
	X	X	X	
X				
3	2	1	2	1.3.2.
1	1	0	1	
1	0	0	0	
1	1	1	1	
1	3	1	1	1.3.3.
0	1	0	0	
1	1	0	0	
0	1	1	1	
0	3	3	3	1.3.4.
0	1	1	1	
0	1	1	1	
0	1	1	1	
5	10	7	10	1.4.
4	6	4	6	1.4.1.
	X		X	
X		X		
1	4	3	4	1.4.2.
0	1	0	1	
0	1	1	1	
0	1	1	1	
1	1	1	1	

5	**15**	**9**	**10**	2.
2	**6**	**4**	**4**	2.1.
	X			
		X	X	
X				
2	**5**	**3**	**4**	2.2.
	X		X	
	X	X	X	
X		X	X	
1	**2**	**2**	**2**	2.3.
	X	X	X	
X				
0	**2**	**0**	**0**	2.4.
	X			
X		X	X	
3	**7**	**6**	**6**	3.
3	**5**	**6**	**6**	3.1.
1	**4**	**3**	**2**	3.1.1.
	X			
		X		
			X	
X				
2	**1**	**3**	**4**	3.1.2.
			X	
X		X		
	X			
0	**2**	**0**	**0**	3.2.
	X			
X		X	X	
21	48	35	36	**Summe**
35,0%	80,0%	58,3%	60,0%	**in %**
-14	13	0	1	Abweichung

mögliche Punkte:	60
Durchschnitt:	35,0

Anhang 3: Rangfolgenbestimmung

Betreffend das Bewertungsschema, „3. körperliche Anforderungen":

Zu 3.1.1. „Schwimmen"

Anforderungen

	s in m	t in min	t in s	v in m/s	v in km/h
GER	400	15	900	0,44	1,60
USA	500	10	600	0,83	3,00
GBR	400	8	480	0,83	3,00
AUS	400	9	540	0,74	2,67

Einstufungskriterien (Punktvergabe)

Strecke:	400m	1 Punkt
	500m	2 Punkte
Geschwin-	1,60km/h	1 Punkt
digkeit:	2,67km/h	2 Punkte
	3,00km/h	3 Punkte

Auswertung

	s in m	v in km/h	Summe	Rang
GER	1	1	2	4
USA	2	3	5	1
GBR	1	3	4	2
AUS	1	2	3	3

Zu 3.1.2. „weitere Sportübungen"

Anforderungen

	Übung(-en)	Zeitvorgabe (t)
GER	100m run, 200m swim, 100m run	8 min
USA	unkonkrete Angabe	keine Vorgabe
GBR	200m run, 100m swim, Rettungsübung, 200m run	keine Vorgabe
AUS	200m run, 200m swim, 200m run	8 min

Einstufungskriterien (Punktvergabe)

	Streckenlänge	Verhältnis s/t	Komplexität
keine Angabe	0	0	0
gering	1	1	1
hoch	2	2	2

Auswertung

	Streckenlänge	Verhältnis s/t	Komplexität	Summe	Rang
GER	1	1	1	3	3
USA	0	0	0	0	4
GBR	2	0	2	4	2
AUS	2	2	1	5	1